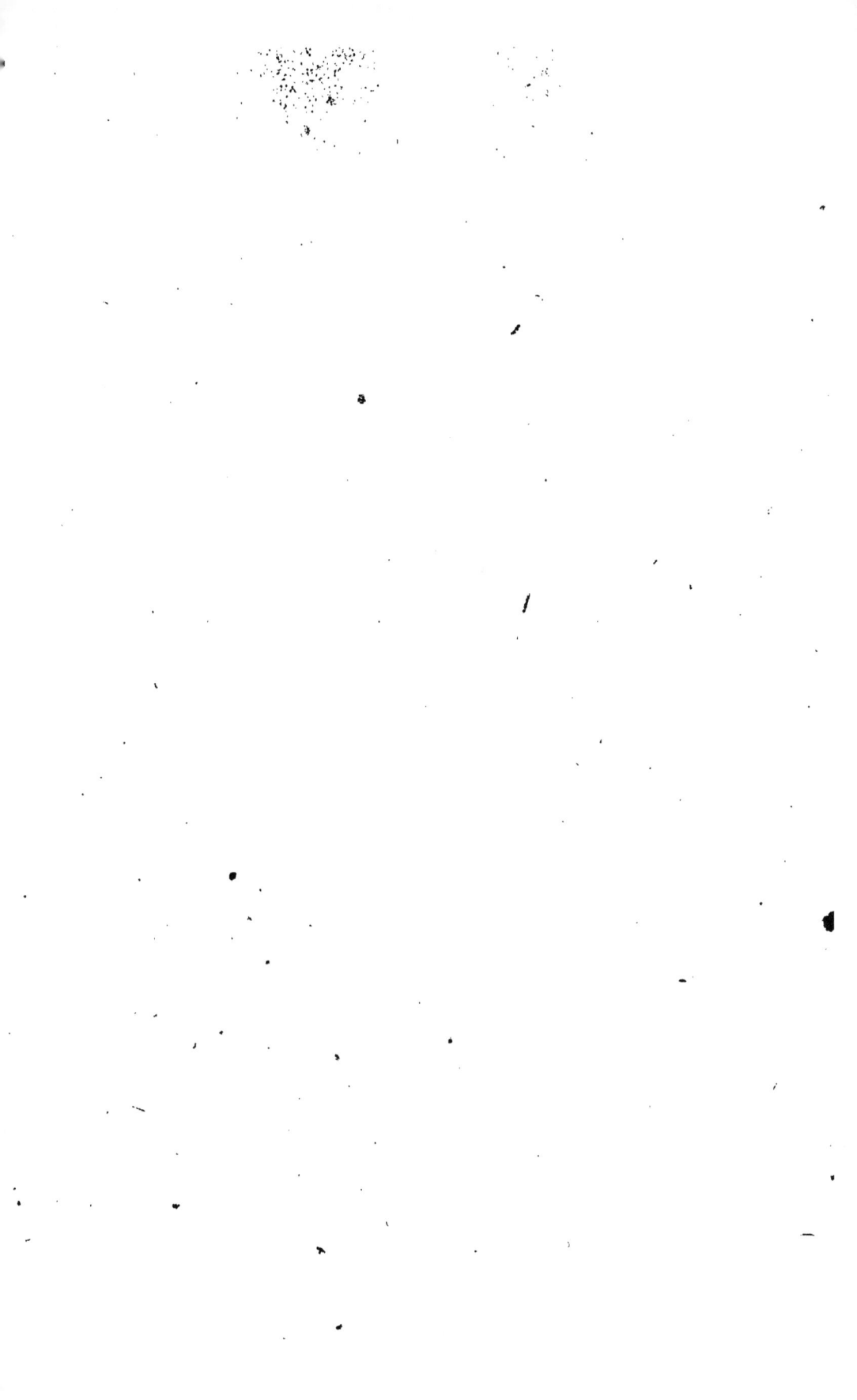

GUIDE

THÉORIQUE ET PRATIQUE

POUR LA GUÉRISON

DES HERNIES.

PARIS. — IMPRIMERIE ET FONDERIE DE RIGNOUX,
RUE MONSIEUR-LE-PRINCE, 29 *bis*.

GUIDE

THÉORIQUE ET PRATIQUE

POUR LA GUÉRISON

DES HERNIES,

OU

NOUVEAUX MOYENS

à l'aide desquels tout malade peut juger de son état,
diriger son traitement, éviter les rechutes,
et se soustraire aux accidents consécutifs de cette maladie;

SUIVI

D'UNE NOTICE

sur l'application des PESSAIRES en gomme élastique pure,
dans les déplacements de la matrice;

Par le Dᵣ CRESSON D'ORVAL,
ancien Chirurgien aux Armées sous le Consulat et l'Empire.

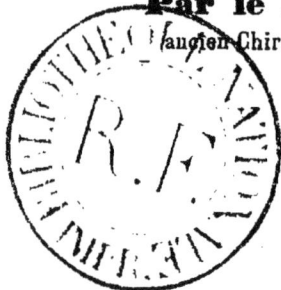

———

Orné de Planches.

———

A PARIS,

CHEZ L'AUTEUR, RUE DE LA BANQUE, 5;

LABÉ, LIBRAIRE DE LA FACULTÉ DE MÉDECINE,
place de l'École-de-Médecine, 4;

et aux Batignolles,

CHEZ LE Dᵣ LEMAUX, RUE DES MOULINS, 4.

———

1850

AVANT-PROPOS.

——

De toutes les infirmités qui assiégent l'humanité, les *hernies* sont l'une des plus communes, et peut-être l'une des plus graves. L'une des plus communes, par la tendance naturelle de notre organisation; l'une des plus graves, par les dangers de leurs conséquences et le peu d'importance que généralement on met à leur traitement.

En effet, le moindre examen de la contexture anatomique et des dispositions physiologiques des régions abdominales donne la conviction de notre propension à contracter les affections herniaires; l'action

journalière nécessitée par nos besoins et
par nos occupations achève de déterminer
ce germe organique. Aussi, pour peu que
nous enfreignions la mesure ordinaire de
nos mouvements, les intestins sont-ils portés à se déplacer, et par suite à former
hernie.

De la gravité et de la multiplicité des hernies, deux inductions se présentent à la pensée : d'une part, le vif intérêt de la science ;
de l'autre, l'excellence des moyens curatifs,
excellence due à la diversité, à l'infinité des
expériences que cette branche de la thérapeutique soumet à l'observation.

Cependant un seul coup d'œil, jeté sur la
situation actuelle de la pratique herniaire,
suffit pour détruire ces conjectures. Confiée
à des facultés étrangères au savoir médical,
cette subdivision des sollicitudes chirurgicales est tombée dans l'ornière de l'habitude et
de la spéculation ; industrie, la cure des hernies a subi les effets de l'industrie. Le premier de ces effets l'a livrée à la concurrence ;
celle-ci s'est rejetée sur l'attrait des idées
neuves, et, forte de l'insouciance des con-

naissances techniques, elle a entraîné l'exploitation des bandages dans toute espèce d'excentricité.

C'est dans cet état de choses que j'ai entrepris de me vouer à cette spécialité; c'est évaluant le vide que le mépris des principes sains et rationnels y laissait subsister, que je me suis mis à l'œuvre. Heureux si par mes recherches, heureux si par les abus que je signale, je puis ramener le public à l'expresse vérité, l'éclairer sur toutes les phases de la maladie, l'associer, pour ainsi dire, à l'intelligence de la cure.

Maintenant, en poursuivant l'analyse des motifs concourant à la multiplicité des hernies, nous constaterons, outre les tendances de notre organisation, les causes participant d'abord de l'inexpérience, ensuite de la négligence des malades.

Une croyance presqu'universelle impute le déplacement des viscères abdominaux (déplacement vulgairement désigné sous les noms d'*effort*, de *descente*) aux uniques effets de contractions violentes. Toute appréhension est bannie, du moment qu'un pareil fait échappe au souvenir ou ne s'est pas réalisé. Insoucieux des symptômes précurseurs, on reste sourd aux avertissements de la nature; pendant ces délais, la maladie empire, se complique, et la plupart du temps les expédients sensés ne sont mis en usage que lorsqu'elle a pris un caractère difficile à combattre.

Parmi les nombreuses altérations de nos organes, il n'en était donc pas une sur laquelle il fût plus à propos de répandre la lumière, de prémunir contre les dangers d'une sécurité aussi pernicieuse, en un mot de populariser les connaissances chirurgicales.

Toujours désireux d'en venir à cet enseignement si fécond, je me suis attaché à donner au sujet que je traite autant de clarté que de concision. Dans cette vue, écartant toute attestation de guérison publiée dans l'intérêt personnel de l'auteur, toute dissertation scientifique plutôt capable d'embarrasser l'imagination que d'instruire ceux auxquels ce livre est destiné, je me suis renfermé dans la plus grande simplicité en l'éditant sous la forme d'aphorismes qui, pour faciliter, portent chacun un numéro correspondant à celui inscrit à la table des matières, où les articles sont énumérés suivant l'ordre établi dans le cours de cet ouvrage.

Suis-je parvenu au but que je me propose d'atteindre? les malades y trouveront-ils l'occasion d'une lecture utile? Eux seuls en seront les juges. J'ose espérer cependant qu'ils me sauront gré de la bonne intention qui me porte à propager parmi eux les moyens que des études consciencieuses, un exercice assidu, et quelque aptitude aux lois mécaniques, m'ont appris à mettre en pratique avec succès, non-seulement pour le traitement des hernies, mais pour celui des descentes de la matrice, qui m'a donné l'idée du perfectionnement des pessaires en *caout-chouc pur,* inventés en 1782 par le chirurgien Juville.

Sans entrer, dès cet instant, dans de plus grands détails à l'égard de mes nouveaux instruments, je me contenterai de rappeler ici les propriétés de la substance qui les

compose, les formes, les proportions gra-
duées que je leur donne. Ce changement
seul, eu égard à la susceptibilité de l'organe lésé, suffirait, je pense, pour les re-
commander, si les encouragements pro-
digués à cette amélioration par les hautes
sommités médicales ne venaient chaque jour
témoigner résolument de sa valeur.

TABLE DES MATIÈRES,

CONTENANT

LES N°ˢ D'ORDRE DE CHAQUE ARTICLE.

	Pages.
AVANT-PROPOS.	V

PREMIÈRE PARTIE.

1, 2, 3, 4. Définition des hernies.	1
5, 6, 7. Division des hernies.	2
8. Des viscères de la cavité abdominale.	3
9. De la membrane péritonéale.	Ib.
10. De la paroi du ventre, de ses ouvertures, et des parties qui les traversent.	4
11. Direction des ouvertures.	5
12. Circonscription de la cavité abdominale.	Ib.
13. Régions de la capacité du ventre, viscères qu'elle renferme.	6
14. Région épigastrique.	Ib.
15. Région ombilicale.	7
16. Région hypogastrique.	Ib.
17. 18. Liens fournis aux viscères par le péritoine.	8
19, 20. Intestins grêles dans la cavité.	9
21, 22, 23, 24, 25. Fréquence du changement de position des intestins.	10
26, 27, 28, 29. Incommodités provoquées par les hernies.	11
30, 31, 32, 33. Influence des déplacements des viscères sur les fonctions digestives.	12
34, 35, 36, 37. Signes des déplacements des viscères abdominaux.	15
38, 39. Division des signes.	17
40, 41. Subdivision des signes diagnostiques.	19
42. Signes communs.	Ib.
43. Signes accidentels.	21
44, 45. Adhérences et leurs causes.	Ib.
46. Comment se forment les adhérences.	Ib.

47. Signes par lesquels on reconnaît les adhérences. 22
48, 49, 50. Étroitesse des ouvertures. 23
51. Conséquences. 25
52. Étranglement distingué en étranglement aigu et
en étranglement chronique. 26
53. Causes de l'étranglement aigu. *Ib.*
54, 55. Causes de l'étranglement chronique. 27
56. Signes de l'étranglement aigu. 29
57, 58. Signes de l'étranglement chronique. 30
59, 60. Causes des hernies en général. 32
61. Variabilité du volume du ventre. 33
62, 63. Pression que les parois supérieure et antérieure du ventre exercent sur les viscères. 34
64. Pression augmentée par l'action simultanée des
organes moteurs. 36
65, 66. La pression considérée comme cause occasionnelle des hernies. 37
67, 68. Maladies et infirmités contribuant à la production des hernies. 39
69, 70. Causes indirectes. 40
71. Causes prédisposantes. 41
72. Les diverses conformations humaines regardées
comme causes prédisposantes. 42
73. Conclusion sur les causes des hernies. 44

*Division, comparaison et distinction des hernies entre elles
et avec les maladies qui les simulent.*

74. Hernie inguinale externe, hernie inguinale interne. 45
75. Description de la hernie congénitale. 50
76. L'hydrocèle. 53
77. Hydrocèle de la tunique vaginale. 54
Hydrocèle congénitale. *Ib.*
78. Hydrocèle accidentelle. 55
79. Hydrocèle du cordon. 56
80. Cirsocèle. 58
81. Varicocèle. 61
82. Sarcocèle. 63
83. Formation et description de la hernie crurale. 65
84. Caractère distinctif des maladies qui ont du rapport avec la hernie crurale. 70
85. Du bubon. *Ib.*
86. L'abcès par congestion. 71

Pages.

87. Dilatation de la veine saphène interne. 72
88. Kystes séreux. 73
89. Description de la hernie ombilicale et de la hernie de la ligne blanche. *Ib.*
90. Hernie congénitale. 74
91. Exomphale accidentelle. 76
92. Hernie de la ligne blanche. 78
93, 94, 95. Formation de la hernie ventrale. 82
96. De la hernie obturatrice ou ovalaire. 86
97. De la hernie ischiatique, périnéale et vaginale. 87

SECONDE PARTIE.

98. PRÉCIS HISTORIQUE SUR LES MOYENS EMPLOYÉS POUR LE TRAITEMENT DES HERNIES, DEPUIS LES PREMIERS ESSAIS JUSQU'A NOS JOURS. 91
99. Premiers appareils compressifs. 94
100. Adoption du bandage. *Ib.*
101. Imperfection de ces deux appareils. 95
102. Addition d'un ressort dans les pelotes. 96
103. Substitution d'un ressort en fer recroui dans la première ceinture. 97
104. Services et admission d'un mélange d'acier. 98
105. Emploi de l'acier pur trempé. 99
106. Modifications surabondantes apportées aux ressorts. 100
107. Les plus simples ressorts sont préférables. 101
108. Écussons ou porte-pelotes. 102
109. Pelotes anciennes et leurs garnitures. 103
110. La simplicité du traitement des hernies par la compression a nui à la confiance qu'il mérite. 104
111. L'empirisme est introduit sous diverses formes dans le traitement des hernies. 105
112. Ces auxiliaires n'ont pas d'influence appréciable sans le concours du traitement mécanique. *Ib.*
113. Opinion des auteurs sur les effets des médicaments relativement aux hernies. 107
114. Résumé sur les divers traitements mis en usage pour la guérison des hernies. 112

Traitement méthodique des hernies.

115. Introduction. 113
116. Insouciance des malades. 114

Pages.
117. Prolongation d'ùn bandage jusqu'à défectuosité. 117
118. Obstination des malades. 118
119. Récapitulation des changements opérés par le déplacement des viscères abdominaux. 119
120. Considérations sur le traitement méthodique des hernies. 121
121. Explication du mot *nature* d'une hernie. 123
122. Réduction des hernies par l'opération du taxis. 124
123. Soins à prendre avant d'opérer. 125
124. Exercice du taxis dans l'entérocèle. 126
125. Taxis de l'épiplocèle. 128
126. Manière de reconnaître la présence de l'intestin et celle de l'épiploon. 129
127. Réduction de la hernie crurale. 130
128. Réduction de la hernie ombilicale. 132

Agents compressifs.

129. Le but principal est dans le maintien de la réduction. 133
130. Qualité des appareils. 134
131. Dissidences dans la longueur des ressorts. 135
132. Ressorts dits *anglais*. 136

133. Moyens métriques propres à la confection des appareils. 137
134. Métrographie herniaire. 141
135. Disposition des corps compressifs. 142
136. Composition de la pelote 143
137. Pelotes remplies d'air. 144
138. Rapport de l'Académie de médecine sur les pelotes à air. 146
139. Introduction de l'air dans les pelotes. 148
140. Perfectionnement des pelotes à air. 150
141. Pelotes gélatineuses en caoutchouc. 152
142. Volume des pelotes. 153
143. Dimension de la pelote. 154
144. Les hernies considérées comme lésions physiques ne peuvent être abandonnées aux soins de la nature. 157

145. Attitudes, leur influence sur les hernies. 158
146. Flexions du corps. 159
147. De la station debout. 160
148. De la station agenouillée. 162

Pages.

149. Position horizontale. 163
150. De la station sur un siége. 164
151. De l'accroupissement. 165
152. Impressions de certaines attitudes sur les appareils herniaires. 166
153. L'action du baudage dans la station debout. 167
154. Effets de la génuflexion sur les appareils herniaires. Ib.
155. La position horizontale est la moins défavorable aux bandages. 168
156. De la station assise par rapport à l'action contentive. 169
157. Croisement des cuisses sur le genou. 172
158. Effet de l'accroupissement sur les appareils herniaires. 173
159. Conclusion sur l'influence des positions. Ib.
160. *Distinction des appareils herniaires.* 174
161. Bandage inguinal, bandage crural; leur différence. Ib.
162. Bandage ombilical. 175
163. Bandage ombilical des enfants. 177
164. Ceintures adoptées pour l'éventration. 178

165. Quelles sont les conditions favorables à la cure des hernies? 179
166. État individuel. Ib.
167. Mode de traitement. 180
168. Phénomènes pathologiques. 182
169. Probabilités de réussite. 185

Auxiliaires à la compression.

170. Pommade tonique. 187
171. Pommade astringente. 188
172. Poudre styptique. 189
173. Sachets ammoniacaux opiacés. 190
174. Précautions à prendre avant de cesser la compression. 191

175. Irréductibilité des hernies. 192
176. Manière de détruire les adhérences et de combattre les étranglements. Ib.
177, 178. Hernies étranglées; premiers secours à leur donner. 196

Pages.

179. APPLICATION DES PESSAIRES EN GOMME ÉLASTIQUE PURE, DANS LES DÉPLACEMENTS DE LA MATRICE ET DU VAGIN. 202

180. Classification des pessaires. 203
181. Dénominations des pessaires en caoutchouc, appelés par date de perfectionnement. 204
182. Cas particuliers où les pessaires sont nécessaires. 205
183. Chute de l'utérus. Ib.
184. Obliquités de l'utérus. 206
185. Chute des parois du vagin. 207
186. Des hernies de la vessie; rectum dans le vagin. Ib.
187. Emploi du bilboquet. Ib.
188. Ceintures hypogastriques. 208
189. Éponge préparée. 209
190. Causes des dérangements des organes génitaux chez les femmes. 210
191. Symptômes qui accompaguent les déplacements de la matrice. 212
192. Observations thérapeutiques concernant les pessaires. 215
193. Annexe à l'article précédent. 217
194. Injections. 218
195. Chute du rectum. 222

GUIDE

THÉORIQUE ET PRATIQUE

POUR LA GUÉRISON

DES HERNIES.

PREMIÈRE PARTIE.

Définition des hernies abdominales.

1. Les hernies donnent naissance à des élévations anormales de la peau, sans en changer la couleur; elles se développent dans la circonscription de la surface antérieure du ventre, et sont désignées, par rapport à leur situation, sous le nom de *hernies abdominales.* Comme affections dangereuses, elles réclament de prompts secours.

2. La hernie se forme par le déplacement d'une portion quelconque des viscères renfermés dans la cavité abdominale. La faculté d'en faire la réduction en est le signe certain, ou plûtôt un des principaux signes.

3. D'autres maladies, d'un genre différent, se

manifestent aux mêmes régions, elles ont quelque similitude avec les hernies; il est donc essentiel de savoir les reconnaître, pour ne pas les confondre l'une avec l'autre.

4. Car ceux qui ignorent la nature et les suites des hernies feront toujours une fausse application de leur traitement.

Division des hernies.

5. Les tumeurs herniaires se produisent ordinairement à la réunion de la cuisse au bas-ventre, quelquefois à l'ombilic ou aux environs. Les premières se nomment *hernies inguinales*, *hernies crurales;* les secondes, *hernies ombilicales*, *hernies ventrales*, suivant les ouvertures par lesquelles elles ont trouvé un passage.

6. En général, la tumeur d'une hernie est légère lors de sa formation; la plupart des malades ne s'en inquiètent qu'au moment où son augmentation progressive vient les avertir du danger de l'abandonner à elle-même: aussi en rencontre-t-on souvent d'une dimension considérable, résultant d'une semblable insouciance.

7. Tous les viscères de l'abdomen peuvent quitter leurs limites accoutumées et déterminer une hernie. Parmi eux il en est cependant de plus mobiles: ce sont les intestins et l'épiploon, dont l'extrême

extensibilité des liens rend le déplacement plus fréquent.

La hernie de l'intestin se nomme *entérocèle ;* celle de l'épiploon, *épiplocèle,* et *entéro-épiplocèle* lorsque tous deux constituent la tumeur.

Des viscères de la cavité abdominale.

8. Le canal digestif est contenu en grande partie dans la cavité abdominale : il se compose de l'estomac et des intestins. Ceux-ci sont divisés en intestins grêles et en gros intestins, trois de chaque catégorie. Les intestins grêles s'appellent duodénum, jéjunum et iléum ; les gros intestins, cœcum, colon et rectum. Ces derniers, mieux assujettis par leurs liens, sont moins sujets à changer de position. L'estomac, plus élevé dans la cavité, se déplace très-rarement ; la vessie, plus rapprochée, moins éloignée des ouvertures pénétrables, peut s'y engager, tandis que les intestins grêles et l'épiploon sont sans cesse exposés à les franchir.

De la membrane péritonéale.

9. Aucune portion des viscères, à quelques exceptions près, ne s'échappe sans emporter avec elle la membrane péritonéale dont elle est recouverte. Cette membrane, à laquelle on donne le nom

de péritoine, possède une texture tellement exten-
sible que sans se rompre, quel qu'en soit le volume, elle se prête à l'entraînement des parties
poussées au dehors des ouvertures naturelles ou
accidentelles.

De la paroi du ventre, de ses ouvertures, et des
parties qui les traversent.

10. L'organisation de la paroi antérieure et inférieure du ventre présente diverses ouvertures;
ces ouvertures sont le canal inguinal, le canal
crural, et l'anneau ombilical.

Le canal inguinal, au moment de la naissance,
sert de passage aux testicules pour descendre dans
les bourses. Il est parcouru chez l'homme par le
cordon spermatique, qui est composé d'une artère, de deux veines, d'un filet nerveux et du canal déférent; chez la femme, par le ligament rond
de la matrice.

Le canal crural est traversé chez les deux sexes
par l'artère fémorale, la veine et le nerf du même
nom.

L'anneau ombilical, étant l'ouverture de communication entre la mère et l'enfant, s'oblitère peu
de temps après la naissance.

Ces différentes issues établissent les ouvertures
naturelles de la paroi du ventre; quant aux ouver-

tures accidentelles, elles sont le résultat de l'écartement des fibres musculaires ou aponévrotiques de cette paroi.

Direction des ouvertures.

11. Les canaux ont un orifice interne et un orifice externe, séparés l'un de l'autre par un plus ou moins grand intervalle. La direction du canal inguinal est oblique dans le sens du pli de la cuisse; celle du canal crural est légèrement inclinée de haut en bas et d'avant en arrière; la ligne de l'anneau ombilical est perpendiculaire. Généralement le déplacement suit l'un ou l'autre de ces trajets.

Le canal inguinal, peu dilaté dans le principe de la hernie, conserve son obliquité tant que la portion d'organe qu'il contient n'augmente pas; mais à mesure qu'elle s'accroît, son orifice interne s'élargit, se rapproche de l'orifice externe, le canal s'efface et ne forme plus qu'un passage presque sans séparation d'arrière en avant.

La direction des autres ouvertures naturelles, dans les cas de dilatation, reste à peu près la même.

Circonscription de la cavité abdominale.

12. La cavité abdominale (voy. 8) est bornée en haut par le diaphragme (cloison qui la sépare de

la cavité pulmonaire), en bas par le bassin ; en arrière, par la colonne vertébrale ; sur les côtés, par les fausses côtes et les hanches, et en avant, par toute la surface du ventre, formée de différents muscles.

De toutes les parties dont se composent les parois de cette cavité, le diaphragme et les muscles abdominaux sont les seuls qui exercent des mouvements continuels.

Régions de la capacité du ventre, viscères qu'elles renferment.

13. La capacité du ventre se partage en trois régions : la région épigastrique, la région ombilicale, et la région hypogastrique.

La région épigastrique comprend l'épigastre, ou creux de l'estomac, et les hypochondres.

La région ombilicale, le nombril et les flancs.

La région hypogastrique, les aines et le pubis.

Cette classification indique l'ordre avec lequel les viscères sont placés dans l'intérieur de la cavité abdominale.

Région épigastrique.

14. Sous la région épigastrique, se trouvent, à la partie moyenne ou épigastre, une portion du

foie, un petit épiploon, une grande partie de l'estomac, le duodénum, premier intestin grêle, et la portion transversale du colon, second gros intestin.

A l'hypochondre droit, le grand lobe du foie, la vésicule du fiel, et une courbure du colon.

A l'hypochondre gauche, la rate, le grand cul-de-sac de l'estomac, et l'autre courbure du colon.

Région ombilicale.

15. A la région ombilicale, il y a le grand épiploon, une portion du jéjunum, second intestin grêle. Dans les flancs, à droite, la branche ascendante du colon; à gauche, l'autre branche descendante du même intestin, et, de chaque côté, les portions latérales du jéjunum, et les reins.

Région hypogastrique.

16. La région hypogastrique renferme le bord inférieur du grand épiploon, la portion antérieure du troisième intestin grêle iléum; dans la cavité iliaque droite, ou flanc droit, la portion latérale de l'iléum, le premier des gros intestins cœcum et son appendice vermiforme; à gauche, l'autre partie latérale de l'iléum et l'S romaine du colon.

Chez la femme, les fosses iliaques contiennent

les ovaires, les trompes, les ligaments larges, les ligaments ronds de la matrice.

Derrière le pubis, sont la vessie, les vésicules séminales, la glande prostate, chez l'homme; la matrice, le vagin, chez la femme, et le rectum, dernier des gros intestins, chez les deux sexes.

Aux régions inguinales, ou les aines, l'origine des vaisseaux et des nerfs cruraux, les artères et les veines épigastriques, la portion antérieure des ligaments ronds de la matrice, les cordons des testicules et des glandes.

Liens fournis aux viscères par le péritoine.

17. Le péritoine, ou membrane péritonéale (voy. 9), enveloppe presque en totalité tous les viscères, et de ses replis contournés les assujettit par des liens extensibles propres aux fonctions qu'ils doivent remplir. Les plus importants de ces replis sont le petit épiploon, le grand épiploon, et le mésentère, dont le bord libre, en spirale, fixe les intestins jéjunum et iléum, tout en produisant par sa forme leurs circonvolutions. Le petit épiploon recouvre une partie de l'estomac, le grand épiploon repose sur les portions antérieures des intestins.

C'est donc au péritoine que sont dues toutes les

attaches qui maintiennent les viscères abdominaux dans leur situation respective.

18. La position et la dimension de l'estomac, celles des intestins, varient pendant la digestion; ces changements sont favorisés par l'extensibilité de leurs liens.

Intestins grêles dans la cavité.

19. Dans la cavité, les intestins grêles, revêtus de la membrane péritonéale, flottent au bord libre du mésentère; ils occupent toute la région hypogastrique ou bas-ventre. Soumis, dans l'acte de la respiration et des mouvements du corps, à divers degrés de pression, ils sont sous l'action du diaphragme et des muscles de la paroi du ventre, refoulés sur la surface du bassin, particulièrement sur les côtés. Cette surface offrant un plan incliné d'arrière en avant, surtout dans l'attitude verticale (debout), les intestins mobiles se portent sur les régions inguinales, où se trouvent les ouvertures.

20. Ces rapports continuels, le poids qu'ils y amènent, déterminent petit à petit l'orifice interne à se laisser pénétrer, et si la puissance qui dirige les intestins devient permanente ou trop prompte, tôt ou tard ils finissent par sortir de leur enceinte.

Fréquence du changement de position des intestins.

21. Le déplacement des intestins jéjunum et iléum a plus de fréquence incomparablement que celui des autres divisions du tube intestinal. La longueur de leurs circonvolutions, l'ample espace qu'ils tiennent dans la cavité abdominale, la laxité du mésentère par lequel ils sont réunis, en expliquent la raison; cependant, excepté le premier intestin grêle, duodénum, et le rectum, dernier des gros intestins, le cœcum et le colon, faisant partie des autres divisions du tube intestinal, sont susceptibles de changer de position.

22. Ainsi les hernies, ces tumeurs variables qui soulèvent la peau sur tel ou tel point de l'étendue du ventre, peuvent contenir dans diverses proportions une fraction quelconque d'un ou plusieurs organes que sa cavité renferme.

Chaque tumeur porte le nom des parties qui la remplissent.

23. La hernie inguinale atteint principalement l'homme; le contraire a lieu pour la hernie crurale, c'est-à-dire que cette dernière est aussi commune chez la femme que rare chez l'homme, et *vice versa*.

24. Les femmes et les enfants présentent plus de cas de hernies ombilicales.

La hernie ventrale attaque plus particulièrement les femmes : elles doivent cette propension
aux suites de leurs nombreuses grossesses.

La hernie ventrale, suivant les causes qui la
font naître, peut néanmoins affecter tous les individus.

25. Lorsqu'une tumeur vient à paraître sur la
surface du ventre, il serait à présumer qu'elle
contient une portion des viscères situés près de
l'ouverture qui a livré passage; il ne faut pas s'y
fier. Il s'opère quelquefois des déplacements tels
que certaines parties fort éloignées sont tout à
coup entraînées et sortent de la cavité.

Incommodités provoquées par les hernies.

26. Cette déviation dans l'ordre habituel, ces
changements de position dans l'état primitif des
organes, font naître toutes sortes d'incommodités,
provoquent des tiraillements, troublent les fonctions, diminuent les forces, et si on n'y apporte
un remède prompt et efficace, la santé en est souvent altérée pour toujours.

27. Les hernies offrent tant de nuances dans
leurs complications, complications amenées par
degrés insensibles, que la plupart des malades
s'habituent aux souffrances qu'elles occasionnent,
les supportent patiemment, jusqu'à ce que de

graves accidents les fassent sortir de cette funeste apathie. Arrivées à cette période d'acuité, elles laissent peu d'espoir de guérison, et si elles ne précipitent pas subitement au tombeau, elles privent des facultés d'agir, et souvent elles ne quittent qu'à la mort.

28. Si l'on se fait une idée de la manière dont les viscères abdominaux sont fixés et enveloppés par les replis du péritoine, on comprendra facilement quelle peut être la perturbation apportée dans leur ensemble par le moindre dérangement; leur dépendance réciproque est telle que, malgré l'extensibilité de leurs liens, la plus petite traction d'un point quelconque correspond à tous les autres.

29. Les incommodités causées par les hernies impressionnent différemment les malades; cela tient à la nature des parties engagées, aux ouvertures qui se sont prêtées à leur sortie.

Influence des déplacements des viscères sur les fonctions digestives.

30. La digestion des aliments ne s'opère pas seulement dans l'estomac, mais tout le long du tube intestinal. Pour qu'elle se fasse avec régularité, il faut que la circulation des matières soit entièrement libre; une anse d'intestin introduite

dans l'ouverture peut en interrompre le cours. Alors des coliques plus ou moins intenses se déclarent, l'irritation qu'elles déterminent se communique jusqu'au foyer du travail organique, en excite la contractilité. produit des nausées, quelquefois des vomissements; mais aussitôt la réduction de la hernie, tout le mal disparaît.

31. Le grand épiploon se compose de quatre feuillets du péritoine. Après avoir revêtu les faces antérieures et postérieures de l'estomac, celles de l'intestin colon transverse, ces quatre feuillets se réunissent et adhèrent entre eux. La jonction se fait, d'un côté, par la grande courbure de l'estomac, de l'autre, par le bord inférieur du même intestin. Ce corps graisseux, ainsi organisé, flotte sur la face antérieure du paquet intestinal, se lie par son bord supérieur aux viscères enveloppés de la membrane péritonéale, à laquelle il doit son origine.

Le bord inférieur libre du grand épiploon, taillé en biseau de droite à gauche, descend, plus ou moins bas, au-dessous du nombril, suivant l'âge et l'embonpoint des sujets.

Il résulte de cette disposition que, si une pointe du bord inférieur, ou de toute autre portion de l'épiploon, s'allonge de façon à traverser une des ouvertures, l'extension qu'éprouve l'organe dans toute son étendue, en se transmettant aux viscères auxquels il est attaché, fait naître des douleurs, des crampes d'estomac et l'anxiété la plus vive.

La hernie de l'épiploon par le canal inguinal se produit plus fréquemment du côté gauche que du côté droit, par la raison que le bord latéral gauche est plus rapproché des ouvertures que celui du côté opposé.

32. D'après ce qui précède, on peut concevoir les effets que produisent les déplacements des viscères abdominaux sur les fonctions en général, et quelle est leur influence sur la sensibilité des organes.

L'impression en est d'autant plus grande qu'elle est relative au nombre, à la nature et au volume des parties herniées, de sorte qu'une tumeur émanant de l'intestin et de l'épiploon réunis devra nécessairement causer un plus grand malaise que si elle n'en contenait qu'un seul, chacun séparément faisant ressentir des incommodités différentes.

Supposons maintenant, à part le déplacement plus ordinaire des intestins grêles et de l'épiploon, celui des gros intestins cœcum et colon, même celui de l'estomac, malgré sa rareté, vu leur position plus éloignée des ouvertures naturelles (voy. 10), non-seulement il y aura trouble dans les fonctions, mais altération de la structure organique, par suite de l'extension démesurée.

33. Toutes les hernies, même les hernies récentes, agissent sur les digestions; elles les ralentissent, causent des flatuosités, des éructations, des coliques venteuses. Ces coliques partent de la tumeur, s'étendent à l'intérieur, et sont suivies de constipation, d'épreintes, d'envies d'uriner, provenant des embarras survenus dans le cours des matières; en un mot, ce sont les maladies qui détériorent la santé avec le plus de persévérance.

Signes des déplacements des viscères abdominaux.

34. L'étendue des parties déplacées se juge au volume de la tumeur, la nature des organes, à sa consistance en la palpant. Quoique cette connaissance suppose une longue expérience dans l'exercice du toucher, et semble ne devoir être que de la compétence de l'art chirurgical, des signes certains, bien indiqués aux malades, peuvent les mettre à même de se rendre compte du contenu de la tumeur, surtout lorsqu'elle vient de se former.

La hernie entérocèle, sous la peau tuméfiée, se fait sentir à la main qui explore la tumeur par une consistance égale sur tous les points. Élastique, rénitente à la pression, elle repousse les doigts qui la compriment, et fait entendre, en rentrant dans l'abdomen, le bruit que produisent les gaz et les liquides enfermés dans l'anse ou le segment engagé.

L'épiplocèle, au contraire, présente au toucher des inégalités, des bosselures, dans toute sa dimension ; elle est molle, pâteuse, et sa réduction est longue et difficile.

Quant à la hernie entéro-épiplocèle, renfermant l'intestin et l'épiploon tout à la fois, elle se distingue par leurs signes particuliers. L'intestin rentre facilement et avec gargouillement, tandis que l'épiploon se retire avec peine et sans bruit.

35. Des hernies d'un petit volume se forment quelquefois à la région épigastrique ; leur voisinage avec les viscères dont les fonctions sont les plus importantes cause de plus grands désordres dans la digestion que les tumeurs des régions inférieures, surtout si les premières se composent d'une portion des membranes de l'estomac. Les sensations, étant alors directes, devront évidemment incommoder davantage que celles produites par l'intestin grêle et l'épiploon, plus éloignés.

36. La résistance que les ouvertures herniaires (voy. 27) opposent aux parties tendantes à les dilater exerce sur les organes introduits une constriction qui occasionne des douleurs locales. Les malades s'en plaignent lors de la formation d'une hernie ; mais aussitôt que les orifices des ouvertures cèdent, l'accumulation ne trouvant plus

d'obstacles, les premières indispositions sont remplacées par d'autres plus pénibles, inhérentes à l'accroissement (voy. 28).

37. On ne doit jamais se reposer sur la durée de l'état simple d'une hernie non contenue; une fois le chemin ouvert, les causes, toujours actives, selon leur énergie, donnent à la tumeur de nouvelles proportions. Augmentée par des additions successives, la dimension en devient telle que bientôt elle n'est plus bornée que par l'impossibilité où se trouvent les enveloppes de se prêter à une plus grande dilatation.

L'observation a démontré, et cela d'une manière péremptoire, que la moitié au moins des malades affectés de hernies présentait de semblables progressions, par suite de négligence ou de vice de traitement.

Division des signes.

38. Pour faire la différence d'une hernie avec les maladies qui les simulent, pour en reconnaître la nature, juger l'état présent, prévoir les suites, et diriger le traitement, il est de toute nécessité de bien saisir les signes qui annoncent leurs progrès morbifiques.

Ces signes se divisent en signes commémoratifs, en signes diagnostiques et en signes pronostiques.

Les signes commémoratifs se rattachent au passé, c'est-à-dire à tout ce qui a concouru non-seulement à les produire, mais à les aggraver.

Les signes diagnostiques exposent la situation présente de la hernie, lui assignent le caractère qui lui est particulier, et en font distinguer l'organisation.

Les signes pronostiques font prévoir les événements favorables ou fâcheux.

39. Toutes les impressions ressenties et dont on a conservé la mémoire, depuis l'apparition de la descente jusqu'au moment où on commence à réclamer des soins, établissent les signes commémoratifs. Ce n'est qu'aux signes recueillis par le souvenir du malade que le chirurgien consulté peut s'en rapporter; il juge, sur ce qui lui est communiqué et d'après son expérience dans la pratique, s'il est bien renseigné.

Les signes diagnostiques ne peuvent être reconnus par les malades que jusqu'à un certain point; la limite de leurs observations doit se borner à l'état simple, car dès qu'il y a complication, quelque légère qu'elle soit, il serait difficile qu'ils pussent la discerner avec lucidité sans les connaissances nécessaires.

Les signes pronostiques étant entièrement de prévision, il appartient seul aux sciences médicales de les interpréter.

Subdivision des signes diagnostiques.

40. Les signes diagnostiques sont subdivisés en signes caractéristiques, en signes communs, et en signes accidentels. Par les signes caractéristiques, il est démontré d'une manière évidente que la poche herniaire contient le déplacement plus ou moins étendu des viscères abdominaux (voy. 4). Tant que les parties resteront libres d'en sortir et d'y rentrer, personne ne pourra se tromper sur la nature de la maladie.

Les signes caractéristiques s'appliquent encore à la couleur de la peau tuméfiée (voy. 1), à la consistance de la tuméfaction, et au genre d'incommodités que les malades en ressentent (voy. 30 à 34).

41. Le signe principal des hernies, celui que tout le monde peut comprendre, consiste dans la faculté de replacer les organes dans la cavité. Il est vrai que cette faculté n'existe pas toujours; elle manque dans les cas où les parties, longtemps restées sans réduction, auraient contracté des adhérences entre elles ou avec leurs enveloppes, comme on le verra ci-après.

Signes communs.

42. Les signes communs indiquent par leur nom qu'ils peuvent se rapporter à d'autres tumé-

factions susceptibles de se produire aux mêmes
régions (voy. 3), par exemple aux abcès ingui-
naux appelés bubons ; au cirsocèle, qui n'est autre
que l'effet de l'état variqueux du cordon spermatique ; à l'hydrocèle, provenant des diverses collec-
tions d'eau accumulées dans les enveloppes des
testicules. Les signes communs se retrouvent encore dans l'altération profonde du testicule, dont
la dureté, l'augmentation de volume et de poids,
constituent une maladie connue sous le nom de
sarcocèle, etc. etc. Quoique différentes sous beaucoup de rapports, ces affections offrent cependant
une espèce de conformité avec les hernies, conformité qui présente quelque difficulté dans leur
appréciation.

L'interprétation de ces signes rentre dans les attributions de la haute chirurgie ; il ne peut en
être ici question que comme avertissement.

Signes accidentels.

43. Les signes accidentels, ainsi que l'exprime
le mot, comprennent les variations de tout genre
survenant inopinément dans le cours de la maladie. La marche en est lente ou rapide, selon qu'il
y a modification dans les changements ; on les divise en deux classes, les adhérences et l'incarcération ou étranglement.

Adhérences et leurs causes.

44. Les adhérences sont des accidents assez communs aux hernies anciennes ; elles ont en général pour causes occasionnelles les frottements, les compressions, ou les contusions occasionnées par des corps extérieurs.

45. Obligés de passer et de repasser au milieu d'ouvertures plus ou moins dilatées, les viscères, dans leurs déplacements, ont à supporter entre eux et avec le sac péritonéal de continuelles alternatives de frottements que leur font subir l'apparition, puis ensuite la réduction. Ces frottements provoquent d'abord une circulation plus active dans les fluides, qui les pénètrent de toutes parts ; l'accumulation en augmente le volume, excite l'irritation des surfaces, et l'inflammation, s'étendant insensiblement, finit par envahir non-seulement la plupart des organes herniés, mais les parties environnantes.

Comment se forment les adhérences.

46. Lorsqu'il y a contact permanent entre les surfaces enflammées, elles ne tardent pas à se joindre, soit qu'il y ait coagulation des humeurs qu'elles-mêmes sécrètent, soit par des végétations

fongueuses établies sur quelques points vivement ulcérés : de là viennent les adhérences de
diverses nature.

Signes par lesquels on reconnaît les adhérences.

47. Ces jonctions anormales entre les parties
herniées sont plus ou moins multipliées ou étendues, selon les causes, selon le temps qu'elles ont
été à se former ; leurs effets apparents sont en
rapport de nombre avec les organes altérés.
Ainsi une anse d'intestin, quelle que soit sa longueur, peut adhérer isolément sur un ou plusieurs
points de sa surface, en conservant sa réductibilité. Ce cas, difficile à reconnaître, constitue le
premier degré d'altération ; mais quand cet intestin adhère en même temps à l'épiploon, la réduction, quoique possible encore, n'offre plus le
même caractère que s'ils étaient séparés (voy. 32) :
alors on peut déjà soupçonner le second degré
d'altération.

Indépendamment de leurs adhérences récipro-
ques, s'ils en contractent l'un et l'autre de nouvelles avec la membrane péritonéale qui leur sert
de sac, la réduction en est sinon impossible, du
moins d'une grande difficulté, et encore ne l'ob-
tient-on qu'en bloc, c'est-à-dire l'intestin, l'épiploon, et le sac tout à la fois. On ne peut se

tromper sur ce troisième degré d'altération.

Lorsque l'irréductibilité est complète, on doit en conclure que les adhérences ont lié ensemble, tant intérieurement qu'avec les enveloppes extérieures des téguments, toutes les parties renfermées dans la tumeur, sans toutefois pouvoir rien préjuger de l'état des tissus.

Ce dernier cas appartient encore à la première classe des accidents. Quelquefois il se termine par des dégénérescences désorganisatrices auxquelles il n'y a plus de remède.

Étroitesse des ouvertures.

48. Les ouvertures herniaires ne fournissent qu'une issue très-étroite; pour la franchir, les portions déplacées sont forcées de s'adapter au diamètre des orifices; ceux-ci, tout en s'élargissant, tout en se prêtant, au fur et à mesure de l'augmentation des parties, sont cependant bornés à une certaine dimension qu'il ne leur est pas permis de dépasser. Arrivées à ce terme de dilatation, les ouvertures ne livrent plus qu'un passage toujours disproportionné à l'accroissement successif des organes disposés à les traverser.

49. Ces mutuels combats, ces rapports constants, expliquent toutes les péripéties des déplacements des viscères abdominaux. Échappés de

leur enceinte, ils s'introduisent sous la peau, et parvenus par une sorte d'infiltration, si je puis m'exprimer ainsi, aux parois dilatables, au plus haut degré, ils se déploient, en offrant, en tous sens, un fond, un corps et un col : c'est ainsi que se forme la tumeur herniaire.

50. Ceci, considéré comme une marche régulière de cette maladie, fait comprendre combien des parties aussi irritables, exposées à des pressions, à des froissements incessants, soit par l'étroitesse des ouvertures, soit par l'action contondante des corps extérieurs, peuvent s'altérer et subir des complications différentes.

Entre autres, le col de la hernie circonscrit à la circonférence de l'ouverture, il reste constamment en contact immédiat avec elle, à moins qu'elle ne soit maintenue par une parfaite réduction : dans le cas contraire, il en souffre les conséquences.

Il en est de même pour la membrane péritonéale composant le sac herniaire ; elle suit les intestins, et lorsqu'ils s'engagent dans les orifices, elle se fronce, comme le ferait une pièce d'étoffe passée dans une bague. Ces plis, agglomérés entre eux par le resserrement, se collent, et de leur réunion il se forme un cercle quelquefois très-résistant, au milieu duquel sont également rétrécies les portions compromises des intestins et de l'épiploon, qui, au sortir de ce détroit, s'épanouissent sous la peau, comme je l'ai dit dans les articles précédents.

De sorte que, si cette agglomération, préjudiciable à l'organisation primitive, a une durée quelque peu prolongée, des adhérences entre le col du sac et le pourtour de l'anneau, tantôt avec la totalité de la surface extérieure de ce dernier et le tissu cellulaire des parties environnantes, tantôt entre les portions incarcérées des viscères et l'intérieur du collet du sac, puis enfin celles des viscères entre eux, en sont les résultats inévitables.

Conséquences.

51. Voilà comment les hernies, abandonnées ou mal maintenues réduites, se dénaturent avec le temps, et finissent par accabler les malades d'infirmités capables de les conduire au tombeau. Les exemples s'en rencontrent encore de nos jours, malgré les progrès incontestables de la chirurgie herniaire. Malheureusement la plupart de ceux qui s'en occupent ne l'exercent pas toujours avec l'intelligence et les connaissances désirables; ils n'en captivent pas moins la confiance des personnes peu soucieuses des dangers qu'elles courent dans des mains aussi inexpérimentées.

Étranglement distingué en étranglement aigu et en étranglement chronique.

52. L'accident de la seconde classe (voy. 41) se déclare subitement; il a pour effet immédiat et invariable la constriction ou le resserrement du col de la hernie, circonstance qui occasionne l'étranglement. Cet accident, le dernier, le plus redoutable de tous, se présente sous deux genres différents, l'un aigu ou inflammatoire, l'autre chronique et lent; tous deux se distinguent par des signes caractéristiques.

L'étranglement inflammatoire attaque particulièrement les sujets jeunes, d'une constitution robuste; l'étranglement chronique frappe les adultes, surtout les vieillards. Ces particularités tiennent aux causes déterminantes, à la nature des portions étranglées, aux liens qui les étreignent, et aux terminaisons plus ou moins funestes.

Causes de l'étranglement aigu.

53. L'étranglement inflammatoire survient quand une portion d'intestin, engagée à la suite d'un grand effort, d'un saut, d'une chute, etc., dans une ouverture non dilatée, s'y trouve tellement serrée, qu'elle ne peut en sortir. La com-

pression qu'elle éprouve de la part de l'ouverture
intercepte la circulation; alors la portion incarcérée s'engorge, s'enflamme, et la gangrène s'en
emparerait bien vite si l'on ne parvenait à la réduire par le taxis (voy. 97) ou par l'opération
chirurgicale du débridement. Dans ce cas, l'étroitesse de l'ouverture herniaire est la cause directe
de l'étranglement. La même chose existe pour les
hernies qui, après avoir été longtemps maintenues
réduites par un bon bandage, seraient tout à coup
abandonnées sans soutien après un choc violent.

Cet accident, terrible par ses conséquences dès
son début, peut atteindre tout individu exposé
fortuitement à ces causes occasionnelles, lors même
qu'il n'aurait pas été antérieurement affecté de
cette maladie, ni disposé à la contracter. Ces considérations sont la preuve que l'homme le mieux
organisé, déjà sujet à tant d'autres événements,
peut encore enregistrer dans son avenir la possibilité de celui-là.

Causes de l'étranglement chronique.

54. Dans l'étranglement chronique, la constriction exercée sur le col de la hernie ne dépend
plus uniquement du cercle de l'ouverture, parvenu,
du reste, à son maximum d'élargissement, mais bien
du rétrécissement du collet du sac, souvent libre

d'adhérences. Ce dernier, endurci par l'agglomération des plis formés au moment de son introduction, en suivant les intestins, dans les orifices,
retient les parties incarcérées avec moins de violence cependant que dans les cas précités.

Ce genre d'étranglement ne s'effectue que dans
les hernies anciennes, qui rentrent et ressortent
souvent, ou qu'on ne réduit plus. Il a toujours lieu
lorsque de nouvelles portions de viscères, poussées par des efforts, s'ajoutent à celles déjà engagées dans le collet du sac. Cette espèce de virole
aponévrotique, hors d'état de se prêter au volume
accru, exerce sur les parties une compression circulaire analogue à celle que produirait une ligature plus ou moins serrée.

L'étranglement chronique peut aussi succéder
à l'accumulation des matières stercorales et des
fluides gazeux, dont le cours est ralenti ou complétement supprimé dans l'anse de l'intestin sorti.
Ces matières, introduites dans des proportions
quelquefois considérables, forcées d'y séjourner,
par rapport à l'obturation du canal intestinal à
l'ouverture du sac, contribuent à déterminer l'é-
tranglement par engouement.

55. Mais si la distinction ne s'établit entre l'é-
tranglement aigu et l'étranglement chronique
que sur la différence des causes qui produisent ce grave accident, l'impression sur les orga-

nes est absolument la même dans l'une et l'autre
circonstance (voy. 50); seulement les effets nuisi-
bles en sont plus prompts ou plus lents, les dangers plus ou moins grands, suivant les ouvertures,
suivant l'organisation des parties qu'elles renferment. Cette assertion est d'autant plus fondée que
l'intestin, vu son concours indispensable dans les
fonctions digestives, et l'extrême sensibilité de ses
tissus, présente une série de symptômes bien plus
alarmants, une fin souvent plus fatale et plus ac-
célérée dans son étranglement, quelles qu'en soient
les causes, que l'épiploon seul, dont la substance
graisseuse, aussi peu sensible qu'utile à la digestion, est moins susceptible de passer à l'état inflammatoire. Enfin j'ajouterai, comme règle générale, que l'entérocèle, étranglée dans le principe
de sa formation, ou peu de temps après, est plus
dangereuse, plus difficile à réduire, que lorsqu'elle
est ancienne et volumineuse. Voici comment ces
deux cas se déclarent chacun séparément.

Signes de l'étranglement aigu.

56. La tumeur de l'étranglement aigu se durcit
subitement, augmente de volume, devient douloureuse à son col, et résiste aux premières tentatives de réduction. Le malade court le risque de
perdre la vie, si l'on ne se hâte de faire rentrer les

parties incarcérées, parce que les phénomènes inflammatoires se manifestent très-promptement. La peau rougit; la douleur, d'abord bornée au col, s'étend au corps et au fond de la hernie, se communique même à la cavité abdominale; il y a constipation; le ventre est tendu, gonflé, sensible à la plus légère pression. Les vomissements amènent en premier lieu des aliments restés dans l'estomac, puis de la bile, enfin des excréments. Ces symptômes sont accompagnés de hoquets, de mouvements convulsifs, d'une anxiété générale, de la fièvre, du délire, de la pâleur du visage, et une sueur froide se répand sur toute la surface du corps. La rougeur de la peau prend une teinte plus foncée, tirant sur le violet; dernier présage du passage funeste à l'état de gangrène. La mort succède ordinairement à ces affreuses complications, à moins que la mortification des parties étranglées se soit circonscrite à la tumeur. Alors il se forme un anus artificiel par lequel l'épanchement des matières se fait au dehors. On échappe à la mort, il est vrai, mais au prix de la plus dégoûtante des infirmités.

Signes de l'étranglement chronique.

57. Dans l'étranglement chronique, la maladie parcourt ses périodes moins promptement. Les

symptômes, bien qu'ils soient à peu près semblables, n'ont pas le même degré d'intensité. Le volume ne s'accroît qu'insensiblement; la tumeur
ne devient pesante et ne durcit qu'avec lenteur;
le ventre, sans être précisément douloureux au
toucher, se distend peu à peu, par suite de la constipation, ordinaire en pareil cas. Plusieurs jours,
plusieurs semaines, peuvent s'écouler dans cet
état, avant que la douleur ne se communique aux
parties intéressées, et ne fasse prévoir l'imminence
des signes défavorables. La tumeur ni l'abdomen
ne sont pas non plus aussi tendus, ni aussi sen-
sibles que dans l'étranglement aigu.

Néanmoins, en supposant qu'un malade soit
privé de secours dans un pareil moment, il est évident que l'inflammation ne tardera pas à se déclarer; car l'un et l'autre accident, abandonnés aux
soins de la nature, exposent aux mêmes dangers. Il
faut dire cependant que les progrès plus lents de
l'étranglement chronique accordent plus de temps
à l'emploi des moyens de réduction, et par cela
même offrent plus de chances de succès que ceux
d'une opération sanglante toujours incertaine
dans ses résultats.

58. Les symptômes caractéristiques de chaque
genre d'étranglement, tels qu'ils viennent d'être
décrits, ne se présentent pas toujours à l'observation, réunis dans le même ordre. Dans beaucoup

de faits analogues, le mélange de certains signes appartenant aux deux genres jette de l'obscurité sur le diagnostic de chacun d'eux, et laisse le bandagiste dans l'incertitude sur sa véritable nature. Cette décision, toute d'appréciation, ne doit pas être résolue inconsidérément. Aussi engagerai-je les personnes qui auraient le malheur de se trouver dans cette triste position à réclamer, sans perdre de temps, l'assistance de l'art chirurgical expérimenté, dès qu'elles s'apercevront que la réduction de la tumeur devient impossible, si véritablement elles veulent se garantir des conséquences énoncées ci-dessus.

Causes des hernies en général.

59. Je viens de donner une idée précise de la liaison successive qu'ont entre elles les principales transmutations du déplacement des viscères abdominaux. Il me reste à faire l'énumération des causes productrices, généralement distinguées en causes prédisposantes et en causes occasionnelles. On les a divisées en deux classes; l'organisation de la capacité abdominale en explique le motif.

60. Toute cavité remplie présente matériellement un contenant et un contenu. Celle du bas-ventre, soumise aux mêmes conditions, est occupée par les viscères abdominaux (voy. 8). Diffé-

rant sous beaucoup de rapport à cette comparaison, la cavité abdominale change souvent de dimension, sans néanmoins cesser d'être pleine. Elle doit cette faculté aux propriétés extensibles et contractiles des parties contenantes et à celles des parties contenues.

Variabilité du volume du ventre.

61. L'estomac et les intestins, organes creux, destinés à recevoir les matières alimentaires dans une quantité quelquefois considérable et à des moments plus ou moins rapprochés, tiennent nécessairement un plus grand espace (voy. 16), à mesure que leurs parois se prêtent au surcroît d'aliments. Le travail digestif dissolve les éléments nutritifs; pendant leur absorption, les parties excrémentielles s'en séparent, et il se produit des gaz expansibles qui, en se répandant dans l'estomac et les intestins, en augmentent la dilatation et concourent encore à élargir la capacité en forçant la paroi antérieure du ventre à s'étendre autant que le permet son extensibilité. Il s'établit alors, entre l'action distendante des organes et la réaction retrécissante de la paroi une lutte qui maintient sans cesse la cavité exactement remplie: aussi aucun vide ne peut - il jamais exister dans l'intérieur de l'abdomen.

Ceci posé en principe, nous allons voir, sous quelles influences sont les organes et quelles sont les conséquences, qu'on en doit tirer sous le rapport des causes productrices des hernies.

Pression que les parois supérieure et antérieure du ventre exercent sur les viscères.

62. Or, les organes de la digestion, sujets à des modifications périodiques d'étendue, sont pressés proportionnellement à leur volume par les agents principaux de la respiration. L'action des premiers, la réaction des seconds, comme je viens de le dire, organisent deux antagonistes, dont la puissance mutuelle entretient l'accord : tant qu'aucune circonstance ne vient y porter atteinte, l'état et la situation des intestins restent intacts ; mais les conditions de santé, nos relations habituelles, en déterminent seules la durée, et une fois l'équilibre rompu, l'accroissement et la gêne deviennent tellement rapides, qu'il est difficile d'en revenir à l'ordre primitif.

63. Le système musculaire n'est cependant employé dans tout son ensemble que momentanément et pour des cas accidentels ; nos mouvements ordinaires, provoqués par des désirs, n'engagent à la fois l'action que d'un nombre déterminé de muscles, en rapport avec l'objet qui les sollicite. Ces mouvements sont toujours combinés, réfléchis, modérés de telle sorte, que la volonté, en les obligeant à se contracter, mesure néanmoins le degré de force, à celui de la résistance qu'ils éprouvent.

Les muscles fonctionnant ainsi, les efforts exigés, ne seront pas de nature à surexciter la contractilité des muscles respiratoires ni à augmenter la pression des viscères abdominaux. En conséquence, les parois du ventre n'en ressentiront aucun dommage.

Par la même raison, les muscles des jambes, des pieds et des orteils, ceux des avant-bras, des mains et des doigts, ayant leurs attaches aux articulations des genoux et des coudes, peuvent agir isolément, soit pour changer de position ou pour faire des gestes, écarter, prendre et replacer des objets, sans inconvénients ; mais comme ces mouvements sont loin de suffire aux exigences de la vie active, dont les sollicitudes, les besoins et les professions, sont si multipliés, c'est alors que tout le système musculaire mis à contribution partiellement ou généralement, suivant le genre d'exercice ou de métier que les agents moteurs seront appelés à exécuter, pourra, en se contractant outre mesure, dévier des lois, qui en régissent l'harmonie.

*Pression augmentée par l'action simultanée des
organes moteurs.*

64. Le corps, ou plutôt le tronc, envisagé depuis
le cou jusqu'aux hanches, est revêtu de couches
musculaires, superposées sur toutes ses surfaces ;
il sert de point d'appui solide aux mouvements
des membres. Les directions diverses des fibres,
des muscles, qui l'entourent, sont en partie douées
d'une résistance proportionnée à la fonction qu'ils
doivent remplir, de sorte qu'aucun déploiement
de forces motrices des extrémités supérieures et
inférieures, en particulier ou en commun, ne
peut avoir lieu sans faire participer à son action
une étendue plus ou moins grande des portions
voisines du tronc, auquel elles s'articulent. C'est
ainsi que, pour donner à ce dernier une position
fixe pendant les efforts des extrémités, tout le système musculaire qui le recouvre se contracte simultanément, comme par exemple dans les circonstances où l'on se trouve forcé de lever des
corps lourds, de porter de pesants fardeaux, de
les placer, les bras tendus à une certaine hauteur,
ou de les emporter, de lutter contre des agres-
sions, de sauter, de se suspendre par les bras,
enfin tout exercice violent, exigeant le concours
des membres. Dans ces occasions, le diaphragme,

muscle de la respiration, quoiqu'étranger à ceux du tronc, les muscles de la paroi antérieure du ventre, prennent également part à l'action, et voici comment.

La pression considérée comme cause occasionnelle
des hernies.

65. En pareilles conjonctures, lorsqu'on est contraint de faire usage de ses forces, tout naturellement on s'y apprête en faisant une prompte et profonde inspiration, puis après on retient son haleine, comme pour concentrer en soi toute l'impulsion qu'elle communique ; c'est du moins ce que font la plupart des personnes que leur condition oblige à des travaux pénibles. La même chose se pratique au moment de franchir un grand espace en courant, en sautant, et surtout dans les cas où il faut écarter les cuisses, les jambes ; alors la respiration, momentanément suspendue, ne s'opère que par de courts intervalles. Que l'on se figure la pression que doivent éprouver les viscères à l'instant où l'on dispose de toute sa vigueur corporelle, lors même que la cavité abdominale est considérablement rétrécie par l'abaissement du diaphragme à la paroi supérieure (voy. 12), et par la contraction des muscles de la paroi antérieure !

Comprimés, refoulés, vers les régions iliaques et inguinales (voy. 17), paroi inférieure de la cavité (voy. 10), les viscères sont poussés sur les points où la résistance, déjà affaiblie par la présence des ouvertures, n'a plus de pouvoir contre la violence de la compression. Voilà le mécanisme efficient des hernies abdominales.

Une chute d'un lieu élevé peut le déterminer à l'instant même.

66. On ne doit établir aucun doute sur les causes occasionnelles; elles dépendent toujours de quelques abus ou de quelques excès dans nos mouvements, et qui oserait se flatter de les éviter devrait surveiller avec soin non-seulement tous les actes de son existence, mais se soustraire aux influences nombreuses délétères auxquelles sont dues tant de maladies qui attaquent indistinctement tous les degrés de l'échelle sociale. De telles précautions paraissent impossibles : on est donc réduit à penser que les hernies sont presque inévitables dans le cours d'une longue vie. Cette hypothèse s'accorde assez avec l'observation tant de fois reproduite, que le plus grand nombre des vieillards terminent leur carrière avec cette infirmité.

Maladies et infirmités contribuant à la production des hernies.

67. Parmi les affections qui contribuent à la formation des hernies, on cite l'asthme, les rhumes de poitrine, la coqueluche des enfants, ainsi que le vomissement et l'éternument. Les contractions saccadées qu'elles impriment aux muscles de la respiration les placent au premier rang des causes les plus actives. En effet, dans ces secousses violentes, les viscères, lancés convulsivement et avec force sur la paroi inférieure de la cavité, agissent avec d'autant plus de tenacité sur les orifices internes des ouvertures que l'effet s'en renouvelle à chaque accès de toux ou à mesure que les incommodités acquièrent de l'intensité. Aussi n'est-il pas rare, dans ces sortes de spasme, de voir paraître une ou plusieurs tumeurs herniaires, dont l'accroissement marcherait avec une extrême rapidité, en raison de l'impulsion qu'elles reçoivent, si l'on n'y mettait promptement obstacle. Dans cette occasion, il serait prudent d'employer des moyens de contension propres à prévenir cet accident; mais cette précaution semble inutile aux malades, sans doute parce qu'ils n'en comprennent pas l'opportunité.

68. Il faut joindre à ces causes occasionnelles

spéciales les efforts de garde-robe dans les cas de constipation opiniâtre, ceux que nécessitent, pour uriner, le rétrécissement de l'urèthre ou d'autres difficultés de ce genre, enfin les efforts excessifs des accouchements laborieux.

Causes indirectes.

69. En outre de celles que je viens de mentionner, il existe un autre ordre de causes que je nomme indirectes, en ce sens qu'elles ne paraissent agir qu'en disposant petit à petit les ouvertures à la dilatation, puis aussi parce qu'on peut à volonté en modérer ou en suspendre l'action : celles-ci sont toujours subordonnées aux forces physiques des individus chez lesquelles elles se produisent. Dans cette catégorie, nous comprendrons les cris, le chant, la déclamation, le jeu des instruments à vent, notamment lorsque cet exercice a lieu après un repas copieux. La danse et l'équitation, la gymnastique, sont aussi de nature à exercer des influences sur les ouvertures.

Au reste, il y a peu d'actions de nos organes moteurs qui ne tendent, en proportion de leur force, à provoquer le déplacement des viscères abdominaux, et ne puissent être regardées comme causes occasionnelles. Mais ces causes peuvent longtemps exercer leur empire sur les parois antérieures et

inférieures avant d'en diminuer la résistance,
pourvu cependant qu'elles ne soient ni violentes
ni accidentelles autrement, les hernies ne se déclarent qu'insensiblement, on pourrait même dire
insidieusement, car les personnes chez lesquelles
elle se développent n'ont la plupart nulle conscience de ce qui a pu les amener. Il s'ensuit de là
qu'en outre des causes actives, on peut en admettre de prédisposantes.

Causes prédisposantes.

71. Il est incontestable que, s'il ne se trouvait
aux muscles de l'abdomen plusieurs conduits qui
fournissent un passage aux vaisseaux répandus
sous la peau (voy. 10), la sortie des viscères pourrait difficilement s'effectuer à cette région ; mais
telle est son organisation, que cette disposition
toute particulière doit être considérée comme la
principale cause prédisposante. Chacun porte
donc en soi le germe ou plutôt le principe de
cette maladie, à des nuances différentes, il est
vrai.

C'est aussi pour cela que les personnes extrê-
mement grasses et qui maigrissent tout à coup
pour un motif quelconque, ou bien celles d'une
complexion délicate, lymphatique, dont la fibre
motrice est affaiblie, relâchée, y sont plus expo-

sées que les individus d'un tempérament sec, musculaire et nerveux.

Il ne faut aux premières, pour en être atteintes, qu'une cause occasionnelle légère, tandis que les seconds échappent souvent aux causes les plus énergiques. C'est ce que je vais expliquer dans l'article suivant.

Les diverses conformations humaines regardées comme causes prédisposantes.

72. A l'ensemble des proportions du corps, on reconnaît le genre des constitutions et leur tendance aux hernies. Pour s'en convaincre, que l'on examine les gens replets ; on verra qu'ils présentent extérieurement la même conformation. Je veux dire qu'ils ont, en général, les extrémités inférieures courtes, le buste long, large, le ventre rebondi, les dernières fausses côtes plus éloignées de l'os des hanches, et assez ordinairement la stature petite. Et si l'on passe de ce type corporel à celui diamétralement opposé, on trouve des extrêmités inférieures longues et grèles, le buste court, le ventre plat, les fausses côtes très-près des os des hanches, le corps d'un embonpoint médiocre, et plus souvent maigre, la taille plus élevée, etc.

D'un côté, les viscères, surchargés d'une quan-

tité de graisse, flottent dans une cavité plus étendue; le volume en est tel que, par leur propre
poids, ils distendent les parois contenantes et les
disposent à céder aux moindres efforts du dedans.
Aussi ai-je souvent eu l'occasion de remarquer
que cette conformation surabondante jouissait du
triste privilége d'être plus fréquemment affligée
de cette infirmité, tandis que les autres, moins sujets à la contracter, lorsque chez eux elle vient à
se manifester, ne la doivent qu'aux causes accidentelles.

Entre ces deux extrêmes, il existe des rappro-
chements graduels avec la régularité des formes :
de là cette diversité, ces dissemblances physiques
si frappantes qu'on remarque dans l'espèce humaine. Il paraîtrait, en ce qui touche les hernies,
qu'en partant du centre de l'ordre le plus parfait
du développement des organes, les dispositions
bonnes ou mauvaises suivraient en sens inverse
cette échelle.

Ainsi plus on se rapprocherait de la première
organisation énoncée, plus on renfermerait de
causes prédisposantes, et par contre, plus on s'en
éloignerait, plus on aurait de chances d'éviter
cette maladie. De tout cela, il faut en conclure
que les causes sont applicables à tout le monde,
mais que les effets en sont particuliers.

CONCLUSION SUR LES CAUSES DES HERNIES.

D'après ces considérations anatomiques sur l'organisation de l'abdomen et sur ses dépendances,
on pourrait croire que la formation des hernies
est constamment imminente (voy. 51); malgré la
distinction des causes, surtout si l'on regarde ces
causes comme agissant sans relâche sur les ouvertures, certes, la résistance la plus énergique ne
pourrait manquer d'être bientôt vaincue, lors même
que l'on posséderait la meilleure constitution.

Mais, désirant à ce sujet rassurer les esprits et
faire valoir auprès d'eux les circonstances favorables en vertu desquelles on échappe longtemps,
quelquefois toujours, à l'apparition des hernies,
je ferai remarquer que les causes productrices,
dans l'état de santé comme dans la maladie, à
quelques exceptions près, n'opèrent réellement
que par intervalles; leurs efforts pour dilater les
ouvertures sont donc suspendus par un repos plus
ou moins prolongé. En ce sens, n'est-il pas rationnel d'admettre que, pendant les intermit-
tences, les ouvertures reprennent leur première
élasticité momentanément ébranlée, et qu'il leur
soit facultatif de récupérer, après ces luttes, le degré de résistance nécessaire pour en supporter de
nouvelles sans y céder.

Si les choses se passent ainsi, comme on ne peut en douter, le problème de la fréquence des hernies se résout aux cas fortuits qui les produisent, dans la mesure des conditions favorables ou fâcheuses de chaque sujet. Partant de là, qu'importe leur nombre, évalué, après récapitulation faite par des auteurs de mérite, dans les proportions d'un vingtième jusqu'à un huitième pour chaque département ou province, selon les localités, le point essentiel, selon moi, est d'indiquer aux malades la manière de les traiter avec efficacité, et de leur faire comprendre qu'il est dans les choses possibles que les mêmes causes, en se renouvelant insensiblement ou inopinément, faute de précautions, amènent la récidive de cette maladie, telle parfaite qu'en ait été la guérison.

DIVISION, COMPARAISON ET DISTINCTION DES HERNIES ENTRE ELLES, ET AVEC LES MALADIES QUI LES SIMULENT.

Hernie inguinale externe, hernie inguinale interne.

74. Indépendamment de la division en hernie externe et en hernie interne, la hernie inguinale présente deux nuances distinctes.

Ces deux nuances, relatives aux degrés de sa formation, s'expliquent ainsi.

Quand les organes déplacés n'occupent que l'étendue du canal, elle est *oblique*, à cause du trajet qu'elle parcourt (voy. 11); lorsqu'elle est descendue dans les bourses, chez l'homme, ou sous la peau des grandes lèvres, chez la femme, elle est *directe*, parce que, l'extrème distension rapprochant l'orifice interne de l'orifice externe, la sortie des intestins s'opère presqu'en ligne droite d'arrière en avant.

Les anciens donnaient d'autres noms à ces deux variétés. La première, celle circonscrite à l'étendue du canal, était appelée par eux hernie incomplète; hernie complète, celle franchissant l'orifice externe du conduit.

La division de la hernie inguinale en hernie externe et en hernie interne est au contraire toute moderne; les observations anatomiques la découvrirent, et nous démontrèrent que les viscères en s'échappant ne suivaient pas toujours la même route. Cette différence établie, voici comment elle fut spécifiée.

La membrane péritonéale, qui recouvre les intestins et l'épiploon à la région hypogastrique ou bas-ventre (voy. 13, 14, 15), renferme de chaque côté de la vessie les artères ombilicales oblitérées par un repli falciforme, dont la concavité est tournée vers les intestins. Ces replis, écartés dans le bassin, se dirigent vers l'ombilic, où ils se réunissent. Cette disposition organique, leur consistance filamenteuse, partagent la membrane en deux fosses latérales, formant chacune une excavation *interne* et *externe*. L'excavation externe s'appelle *iliaque*, l'autre *pubienne*.

L'excavation externe est plus spacieuse, plus élevée que l'excavation interne. Le repli ligamenteux du péritoine qui les sépare croise le canal inguinal en dedans de son orifice interne, de sorte que les portions des viscères engagés en parcourent tout le trajet avant de sortir par l'orifice externe.

Tandis que les mêmes portions, passant par l'excavation pubienne (interne), à travers la paroi postérieure du canal, franchissent l'orifice externe sans le parcourir. Cette marche différente change la désignation de la hernie, c'est pourquoi on les nomme *externe* et *interne*.

Quoique l'organisation du repli falciforme suffise pour expliquer le principe de ces deux genres de hernie inguinale, cette observation n'aurait aucune importance en chirurgie, si un intérêt majeur ne s'attachait aux rapports de l'artère épigastrique avec l'orifice interne; rapports qui changent au moment où une portion des viscères contenus dans l'excavation iliaque (externe) du péritoine s'introduit dans le canal, enveloppée de cette membrane.

Dans ce premier cas, l'artère épigastrique, le repli falciforme, se trouvent au côté interne du sac herniaire; dans le second, la hernie, s'ouvrant un passage par l'excavation pubienne en dedans du repli falciforme, traverse le canal directement d'arrière en avant, pour parvenir à l'anneau externe. L'artère est alors placée au côté extérieur du col du sac.

Le caractère sensible de chaque dénomination tient à la connexité du sac herniaire avec le cordon des vaisseaux spermatiques et du ligament rond de la matrice (voy. 10); mais le signe diagnostique de la hernie interne, très-obscur chez la femme, n'est remarquable que par la forme de la tumeur, commune aux deux sexes.

Chez l'homme, lors de la hernie inguinale la plus fréquente, c'est-à-dire la hernie externe, les viscères, revêtus du péritoine qui leur sert de sac, parcourent tout le canal depuis l'orifice interne jusqu'à l'orifice externe, descendent dans le scrotum ou bourses, et quelle que soit l'étendue du trajet, le sac péritonéal qui les contient adhère à la face antérieure du cordon des vaisseaux spermatiques par un tissu cellulaire très-extensible, qui s'allonge à mesure de l'accroissement. Le cordon

situé derrière le sac herniaire annonce cette première variété.

Dans la hernie inguinale interne, les viscères
traversent, pour sortir par l'orifice externe, la
paroi correspondante du canal, soulèvent le cordon qui, placé en avant, indique la seconde variété.

La dureté du canal déférent, la sensibilité du
cordon, appréciables par la pression des doigts,
font reconnaître la position respective de ces vaisseaux, dont les rapports néanmoins ne sont pas
toujours exacts, par la raison qu'ils se séparent
dès que l'augmentation devient considérable. Il
n'est pas facile alors de faire la distinction de la
hernie externe d'avec la hernie interne.

En ce qui concerne leurs causes occasionnelles,
on comprendra que l'excavation iliaque, étant plus
large, plus profonde, reçoive un plus grand volume d'intestins, et que les mouvements du corps,
s'exerçant sur un plus grand espace, donnent au
déplacement plus de fréquence que l'excavation
pubienne, plus étroite : aussi la hernie interne se
remarque-t-elle rarement ; cela vient peut-être de
la difficulté de la distinguer ou d'obstacles réels à
sa production.

Aux subdivisions de la hernie inguinale en hernie
oblique, directe, externe ou interne, il faut joindre
la hernie *accidentelle* et la hernie *congénitale*.

Pour la hernie accidentelle, voyez les causes des hernies en général, page 59 et suivantes.

Description de la hernie congénitale.

75. La hernie congénitale se fait distinguer des hernies externe et interne par des signes particuliers, quoiqu'en partie elle offre les mêmes phénomènes extérieurs.

Le sens étymologique du mot congénitale, par lequel on désigne cette sixième variété de la hernie de l'aine, fait entendre qu'elle est due à une organisation anormale du sujet. On en jugera par les indications suivantes.

Peu de temps après la naissance, les testicules du fœtus, revêtus, ainsi que leur cordon, d'une gaîne formée par le péritoine, sortent de la cavité abdominale, où ils sont primitivement placés, passent au milieu du canal inguinal, et de là se rendent dans le scrotum. Lorsqu'ils y sont descendus, cette gaîne, nommée tunique vaginale, s'oblitère à l'entrée de l'orifice ou anneau interne du canal, et de cette façon ferme toute communication avec les parties placées à l'entrée de l'orifice; mais si la dilatation de la tunique vaginale est entretenue par la présence d'un testicule ou par celle des deux à la fois, auxquels il arrive d'y séjourner plus ou moins de temps, même des années, le passage n'offrant pas la même résistance, les viscères s'y introduisent sans obstacle ni efforts de l'intérieur, et seulement par leur propre poids et leur mobilité.

C'est à cette marche irrégulière de la nature qu'est due la cause occasionnelle de la hernie congénitale.

Lorsqu'elle s'effectue, les intestins pénètrent en bloc, occupent tout le prolongement digital du péritoine formant la tunique vaginale, de sorte que les parties déplacées sont en contact avec le testicule et son cordon, et non dans un sac à part, comme le sont les hernies externe et interne.

Heureusement la hernie congénitale ne se rencontre pas souvent, car la grande majorité des enfants vient au monde les testicules dans le scrotum, vulgairement nommé les bourses. Ils y sont amenés par un petit cordon ligamenteux, partant du fond de ces dernières, qui va s'insérer aux testicules en longeant le canal. Ce ligament, considéré comme un gouvernail, dont il porte le nom, attire à l'orifice de l'anneau interne les organes de la génération, les dirige, les aide, et entraîne par son action la portion du péritoine qui les entoure.

Une fois parvenus dans leur enveloppe naturelle, et la partie supérieure de leur gaîne péritonéale oblitérée, la hernie congénitale ne peut plus se former, car l'enfant n'est jamais atteint de cette variété dans le sein de sa mère, il ne peut en avoir que la disposition; d'ailleurs, au dernier terme de la vie intra-utérine, les intestins ne renferment que fort peu de gaz et de matières excrémentielles; n'ayant point encore à se soustraire à l'influence du diaphragme ni à celle de l'action des muscles abdominaux, ils restent immobiles.

Il faut donc un autre ordre d'existence pour les disposer aux fonctions qu'ils ont à remplir, je veux dire qu'il y ait eu respiration, et que les organes de la digestion soient en activité; mais si l'enfant apporte en naissant ce vice organique, tôt ou tard la hernie congénitale se déclarera.

Au premier âge, elle se forme d'une anse d'intestin, l'épiploon est encore trop élevé pour s'y joindre; plus tard, il peut descendre dans le scrotum et même y contracter des adhérences.

En suivant le testicule (la hernie congénitale a cela de commun avec la hernie inguinale externe accidentelle), les viscères prennent toujours une direction extérieure à l'artère épigastrique. Un des signes le plus particulier à la première, c'est la difficulté de sentir le testicule au milieu des parties engagées; elles remplissent tellement le fond du scrotum, quand la hernie est volumineuse, qu'elles repoussent l'organe en arrière, l'enveloppent, et le dérobent pour ainsi dire aux recherches du toucher. Par exemple, la réduction opérée, il rentre avec elles, et lorsqu'il n'est pas adhérent, on parvient à l'isoler; tandis que dans les cas où les hernies sont dans un sac à part, la tumeur, telle volumineuse qu'elle soit, s'arrête à l'insertion du cordon, et le testicule reste fixé au fond du scrotum, ce qui ne laisse aucun doute sur sa position.

Ce sont là les diverses formes sous lesquelles apparaît la hernie inguinale. Comme elle peut être confondue avec plusieurs maladies connues sous le nom d'hydrocèle, cirsocèle, varicocèle, sarcocèle, je vais en établir la comparaison, pour éviter autant que possible qu'il soit fait des erreurs dans le mode de traitement suivi pour l'une (voy. 40) ou pour l'autre de ces maladies.

L'hydrocèle.

76. L'hydrocèle, dont la dénomination peut être traduite par hernie d'*eau*, est en effet une collection de ce liquide épanché dans les enveloppes des testicules.

Le gonflement a lieu graduellement et en sens inverse de celui des viscères abdominaux; l'hydrocèle, c'est-à-dire, commence par tuméfier le fond du scrotum, au lieu de la paroi du ventre, comme le fait la hernïe après avoir franchi les ouvertures abdominales. Cette différence est un des signes distinctifs, auquel il faut ajouter la possibilité de sentir le cordon des vaisseaux spermatiques entre les deux points d'invasion. Lorsque l'accumulation n'a pas encore envahi de bas en haut toute l'étendue du scrotum, l'énorme tuméfaction qu'il en survient rend alors le diagnostic plus obscur; cependant, à toutes les périodes, cette affection conserve un caractère qui ne permet pas de s'y méprendre.

Il y a diverses espèces d'hydrocèles: celles dont l'analogie est remarquable avec les hernies inguinales chez l'homme sont le résultat de sérosités accumulées dans la cavité de la tunique vaginale ou dans le tissu cellulaire par lequel les vaisseaux du cordon spermatique sont unis.

Il y en a deux: l'hydrocèle par épanchement dans la tunique vaginale et l'hydrocèle du cordon.

Hydrocèle de la tunique vaginale.

77. L'hydrocèle de la tunique vaginale est la plus fréquente; elle se divise en hydrocèle congénitale et en hydrocèle accidentelle.

Hydrocèle congénitale. ·

Chez les enfants en bas âge, s'il reste la moindre communication entre la tunique vaginale et le péritoine après la descente des testicules, telle étroite que soit l'issue, la sérosité de l'intérieur de l'abdomen en suintant s'écoule petit à petit dans la cavité de la tunique vaginale, et y forme un amas de liquide appelé hydrocèle congénitale. On ne la rencontre guère chez l'adulte; semblable en cela à la hernie congénitale, elle attaque particulièrement l'enfance.

La saillie de l'hydrocèle congénitale est oblongue, transparente; elle rentre au moyen de la pression, mais le fluide qu'elle contient redescend aussitôt qu'on cesse de le maintenir réduit. La fluctuation, la diaphanéité de la tumeur, ne laissent aucune incertitude sur sa présence; seulement, ce qui pourrait embarrasser et la faire prendre pour une hernie, ce serait la facilité de sa réduction, si l'on s'en rapportait uniquement à ce signe.

Hydrocèle accidentelle.

78. L'hydrocèle accidentelle de la tunique vaginale se reconnaît à son augmentation insensiblement ascendante; elle diffère de la hernie abdominale 1° par sa situation, 2° par son volume et sa forme extérieure, 3° par les matières qu'elle renferme, 4° par les causes de sa formation.

Ainsi la partie inférieure des bourses est toujours le siége primitif du gonflement, le volume de la tumeur relatif à la quantité du liquide épanché.

A mesure de son accroissement, elle s'étend jusqu'à l'anneau inguinal, où elle s'arrête. Dans cet envahissement, la distension uniforme imprimée aux téguments efface les rides de la peau, donne à la surface de la tumeur un aspect lisse et transparent ; sa forme arrondie, plus large à sa base qu'au sommet, est invariable, quelles que soient l'attitude du malade et les tentatives de réduction. Lorsqu'on la frappe sur un point quelconque, la main appliquée à l'opposé sent la fluctuation du liquide mis en mouvement, et placée entre une lumière, l'œil qui l'observe distingue parfois les corps qui la remplissent.

Souvent l'hydrocèle accidentelle se déclare spontanément et sans causes connues ; les hommes les plus robustes n'en sont point exempts. Elle survient aussi à la suite de contusion et de froissements des bourses.

L'hydrocèle du cordon.

79. L'hydrocèle du cordon spermatique est formée par l'épanchement de sérosités infiltrées dans le tissu cellulaire qui lui sert d'enveloppe. La collection du liquide commence à la partie inférieure, un peu au-dessus du testicule ; avançant par de-

grés, elle longe le cordon, traverse le canal inguinal, et se prolonge jusque dans l'intérieur de l'abdomen. La tumeur qu'elle produit est oblongue, égale dans toute sa superficie ; elle varie néanmoins suivant l'ancienneté de l'altération, et n'acquiert qu'à la longue une grande extension.

Malgré ces indices, qui prouvent la présence d'un fluide dans la tumeur du scrotum, on ne peut pas toujours distinguer, au premier moment, l'hydrocèle du cordon de la hernie épiploïque. Cela tient à la ressemblance de symptômes, comme par exemple dans la diminution du diamètre, quand le malade est couché sur le dos, diamètre revenant à ses premières dimensions étant debout ; dans la facilité de la réduction par le taxis et au toucher, dans toutes les apparences de la même consistance.

Bien que ces rapports puissent jeter un instant dans l'incertitude sur la nature de chacune de ces maladies, il ne faut, pour la juger, qu'interroger le malade sur le point où la tumeur s'est formée, sur la direction qu'elle a prise et sur le temps écoulé depuis son apparition ; ces renseignements, joints à une exploration attentive, un peu d'habitude dans le tact, ne peuvent laisser aucun doute à cet égard.

Il en est de même pour le sac herniaire déjà ancien, contenant un amas de sérosités aqueuses, sécrétées de sa surface ou par le péritoine, et dont les adhérences aux parois internes du scrotum ont empêché la réduction en même temps que celle des parties herniées.

Le siége de l'épanchement, le changement de volume que subit la tumeur, selon la position du corps, sont les signes particuliers de cette espèce d'hydrocèle.

Ces engorgements séreux n'occupent qu'un seul côté, rarement les deux, et par le fait même n'ont rien de commun avec l'infiltration totale du tissu cellulaire sous-cutané de ces parties, infiltration qui s'étend sur la verge, en change la forme et les dimensions. Ce dernier cas est toujours précédé d'une maladie générale des fonctions organiques, ce qui le rend symptomatique.

La tumeur qu'il détermine offre une surface luisante, œdémateuse ; comprimée, elle conserve l'empreinte des doigts, et n'a de conformité avec les précédentes que sous le rapport des liquides qu'elle contient.

Cirsocèle.

80. Le cirsocèle consiste dans l'état variqueux des veines faisant partie de l'organisation du cordon spermatique. Cette altération se manifeste principalement sur les sujets adultes, et sur les

vieillards, dont les testicules volumineux, lourds et pendants, sont mal soutenus par un scrotum affaibli et très-lâche ; aussi les jeunes gens sont-ils moins exposés à contracter cette maladie.

Le cirsocèle altère le cordon gauche plutôt que le droit ; il est presque toujours annoncé par une sorte de douleur qui part des reins et va jusqu'au testicule, en longeant le cordon ; alors les veines se dilatent, mais leur accroissement n'est sensible qu'après les premiers symptômes ; le cordon grossit, devient noueux ; le scrotum, distendu par la présence du liquide, provoque des tiraillements dans les lombes, particulièrement lorsque le malade reste debout, marche, ou se livre à d'autres exercices. Le repos, la position horizontale, calment ordinairement ces sortes d'incommodités.

Le cirsocèle prend naissance au fond du scrotum, comme l'hydrocèle ; la dilatation s'opère à la partie inférieure du cordon et atteint le canal ; à mesure de l'augmentation, le sang se porte aux veines spermatiques, ce qui donnerait à l'expansion une extension considérable si l'on ne s'y opposait à temps. Au toucher, l'épanchement paraît pâteux, inégal, bosselé dans toute son étendue, et de cette identité apparente avec la hernie de l'épiploon, il est résulté que même des praticiens fort recommandables ont pris ces maladies l'une pour l'autre. C'est pour éviter de semblables mé-

prises que je suis entré dans d'aussi grands détails
sur les signes particuliers du cirsocèle.

Dans un cas douteux de cette nature, on doit
s'enquérir de l'endroit où la tumeur a commencé.
Le développement ayant lieu progressivement (au
moins dans le cirsocèle), on ne peut le confondre
avec celui de l'épiplocèle qu'autant qu'il serait
parvenu à un certain degré d'intensité; la consistance, l'inégalité, propres à chacune des tumeurs,
pourraient, il est vrai, mettre l'observateur le plus
instruit un moment en défaut, si la marche opposée
de ces deux affections n'établissait déjà une mar-
que distinctive, que les explications suivantes ne
feront que confirmer.

Nous avons annoncé que d'autres signes leur
étaient communs. Ces signes sont l'augmentation
du diamètre, lorsque le sujet reste debout, s'il
retient sa respiration, ou s'il tousse; la diminution
de la tumeur dans la position horizontale et l'ob-
tention de la réduction par le taxis, absolument
comme dans la hernie de l'épliploon, si toutefois
ce dernier n'est pas adhérent, avec la différence
pourtant que, dans le cirsocèle, on ne sent pas
un corps solide passer dans l'ouvertnre inguinale.
Enfin, pour être fixé définitivement sur l'identité
de l'une ou de l'autre de ces affections, il faudra
maintenir les parties réduites avec la main et faire
lever le malade: cette pression étant suffisante

pour retenir l'épiploon, si la tumeur se reproduit malgré l'obstacle, on sera certain que le cirsocèle existe.

Plus haut, j'ai dit d'où partait la douleur occasionnée par le cirsocèle ; douleur tout à fait étrangère aux organes digestifs. L'épiplocèle, au contraire, excite souvent des coliques, des nausées, et même des vomissements, surtout après le repas, quelquefois aussi dans la station, lorsqu'on porte le corps en arrière. Ce malaise, ces incommodités, sont suscités par le tiraillement de l'épiploon sur l'estomac et sur l'intestin colon ; elles cessent dès que l'on change de position. Ces phénomènes, ajoutés aux signes précédents, viennent encore à l'appui des assertions précitées, pour faire saisir la différence de ces deux maladies.

Les causes les plus ordinaires du cirsocèle émanent de compressions vicieuses pratiquées sur le cordon spermatique, soit par la pesanteur d'une hernie ancienne et volumineuse laissée sans soutien contentif, soit par l'effet de mauvaises proportions données au bandage. Malheureusement de pareilles détériorations sont la plupart incurables.

Varicocèle.

81. Le varicocèle a pour principe la dilatation des veines qui serpentent dans l'épaisseur des

bourses. Les nodosités et les sillons que les veines engorgées tracent sur la surface des téguments, la mollesse et l'état variqueux du scrotum tuméfié, sont les preuves de sa formation.

Bornée pour ainsi dire à la superficie, cette altération du système veineux sous-cutané du scrotum est susceptible d'une extension considérable. Son poids procure des tiraillements dans les aines; sa grosseur apporte de la gêne dans le libre exercice des mouvements, surtout dans ceux de la marche.

Le varicocèle a pourtant moins de gravité dans ses conséquences que le cirsocèle ; ses causes sont également les suites de contusions, de froissements et de fortes compressions mal dirigées.

Son peu de rapport avec les hernies n'empêche pas que le traitement n'en soit dans les attributions de la chirurgie herniaire en ce qui concerne l'application des moyens mécaniques et pharmaceutiques.

Au moment où les veines ne sont encore que médiocrement dilatées, l'emploi d'un topique astringent, comme par exemple la boue d'une meule de rémouleur, délayée à la consistance d'une pâte demi-liquide, avec partie égale de vinaigre et d'eau, étendue entre un linge fin, plié de manière à couvrir toute la partie malade, et maintenu par un suspensoir, parvient souvent à rétablir le calibre des veines dans ses dimensions primitives, lorsque l'usage en est continué avec persévérance; mais la dilatation ayant atteint un haut degré de développement, une opération chirurgicale peut seule y porter remède.

Sarcocèle.

82. Le sarcocèle est une désorganisation profonde du testicule, suite ordinaire de vives inflammations. Cet état de l'organe a presque toujours des résultats funestes. Il a pour caractère spécial l'augmentation, la dureté et le poids; il occasionne des sensations pénibles par le tiraillement exercé sur le cordon des vaisseaux spermatiques, principalement lorsqu'il n'est pas soutenu par un suspensoir; quelquefois aussi on ressent des douleurs qui semblent le traverser.

Le sarcocèle débute au fond du scrotum, en conséquence loin de l'anneau inguinal. Dans l'intervalle qui les sépare, le cordon testiculaire resté intact se fait toujours sentir, à moins qu'il ne participe à l'altération, comme cela arrive quand elle passe à l'état cancéreux.

Malgré ces renseignements, il serait encore possible que l'on conservât de l'indécision sur le diagnostic du sarcocèle; mais en considérant le point d'où part le gonflement, son augmentation de bas en haut, l'inégalité de la tumeur, sa dureté, sa pesanteur, et notamment sa vive sensibilité lors de la pression, on sera suffisamment éclairé, parce qu'on se rappellera qu'un épiplocèle volumineux, quoique présentant la même inégalité et la même dureté, n'est nullement impressionnable au toucher; qu'en outre, le diamètre de l'épiplocèle diminue dans la position horizontale, qu'il peut être réduit par le taxis, chose impraticable dans le sarcocèle, et ce qui les distingue plus encore, ce sont les troubles que la hernie épiploïque amène dans les fonctions digestives; d'ailleurs, en s'informant de l'origine de la maladie, des impressions qu'elle a fait éprouver, toute incertitude devra cesser.

D'après les comparaisons établies ci-dessus, il est évident que la hernie inguinale chez l'homme, particulièrement la hernie épiploïque, autrement dit l'épiplocèle, est la seule dont le diagnostic ait quelque rapprochement avec celui des lésions des organes génitaux, rapprochement plus grand encore quand la tumeur est arrivée au point de désorganiser les tissus; aussi doit-on redoubler d'attention en examinant les parties intéressées, car c'est du caractère distinctif de chacune d'elles qu'on peut tirer les inductions nécessaires à la direction du traitement.

Lorsqu'une hernie intestinale ou épiploïque accompagne ces maladies, le diagnostic est plus embarrassant encore, surtout quand des adhérences les rendent irréductibles. Cependant, en palpant soigneusement l'anneau inguinal, on verra bien s'il est dilaté et s'il contient un corps repoussable dans l'intérieur du ventre. Cette conviction acquise, il ne peut rester aucun doute sur la complication.

Le gonflement que forme l'incarcération du testicule dans le canal inguinal aurait encore toutes les apparences d'une hernie commençante, si l'absence de cet organe dans le scrotum n'était une preuve de la place qu'il occupe. Cette particularité ne demande aucune espèce de compression, et si l'on commettait l'imprudence d'en faire l'application, la douleur avertirait bien vite du danger.

Formation et description de la hernie crurale.

83. La hernie crurale ou fémorale est, de toutes les hernies de l'abdomen, celle sur laquelle il est plus difficile de se prononcer sous le rapport de la formation; sa profondeur dans le pli de la cuisse, le voisinage des gros vaisseaux, celui des glandes inguinales, et du tissu cellulaire qui les entoure, jettent de l'obscurité dans son diagnostic. Ce mélange confus, que le toucher explore

au moment où les parties sont engorgées ou dilatées, met souvent dans l'erreur le praticien le plus
expérimenté. De telles méprises ont été mentionnées par tous les auteurs spécialement occupés de
la chirurgie herniaire.

Comme il vient d'être expliqué, les corps environnants, dont la forme extérieure est à peu près
la même, empêchent d'atteindre par le tact, principalement chez les sujets gras, l'orifice externe
du canal, sans violenter les parties et causer de la
douleur. L'exiguïté de la tumeur, dans le principe
de la maladie, contribue encore à la soustraire,
en quelque sorte, à toute investigation. Ce n'est,
la plupart du temps, que par des symptômes particuliers de malaise que l'on commence à la soupçonner. Il est donc de la dernière importance
d'apporter à cet examen autant de sollicitude
que de véritables connaissances anatomiques pour
être à même de mieux discerner tous les signes
qui lui appartiennent.

En effet, de quelles fâcheuses conséquences ne
se rendrait-on pas responsable en employant un
traitement compressif, si elle n'existait pas? Évidemment on blesserait les organes malades, et
dans la supposition où le développement serait
véritablement effectué et abandonné à lui-même,
l'étranglement serait à redouter, ou l'augmentation de volume, suivie de progrès rapides.

Le canal crural est traversé par deux gros vaisseaux de la cavité iliaque du bassin; le déplacement auquel il donne passage porte son nom. Ces
vaisseaux, dont l'un est artériel, l'autre veineux,
s'appellent *cruraux;* ils passent dans le pli de la
cuisse, et de là se distribuent dans tout ce mem-
bre inférieur.

Il a déjà été observé que ce genre de hernie se
manifestait plus fréquemment chez les femmes
qui ont eu beaucoup d'enfants, rarement chez les
hommes, rarement aussi chez les jeunes filles
(voy. 21). Cela, je pense, dépend de la conformation du bassin, plus évasé chez les femmes, de
l'arcade crurale, plus étendue, et de la distension
plus ou moins réitérée de leurs parois abdominales, puis aussi de l'étroitesse de leur canal inguinal, où passe le ligament rond de la matrice,
situé plus bas et plus près du pubis que celui de
l'homme.

C'est pour cela sans doute que chez elles les
viscères ont une propension toute particulière à
se jeter plutôt dans le canal crural, quand des
causes occasionnelles les y portent, que chez
l'homme, où ils trouvent plus de facilité à s'en-
foncer dans le canal inguinal.

La profondeur, la dureté de la hernie produite
par l'épiploon, son élasticité, si elle vient de l'intestin, l'inégalité de la surface de la tumeur, sou-

vent raboteuse, parfois lisse, unie, son volume
variable, sont autant de symptômes qui se rap-
portent à la hernie crurale comme à l'état
pathologique des organes de cette région. Aussi
la main la mieux exercée s'y trompe-t-elle
quelquefois. La preuve m'en est venue tout récemment encore de la part d'un professeur distingué.

Indépendamment de ces signes, communs aux
autres hernies, la hernie crurale en a qui lui sont
propres.

Dès que la portion d'intestin ou d'épiploon, re-
vêtue du péritoine, s'est frayé un chemin à travers
le canal crural, le bord du ligament de Fallope
qui lui correspond, le repli falciforme de l'ouverture extérieure, se soulèvent, et permettent au
déplacement de s'étendre dans le creux de l'aine
(nommé *fosse ovale*), où son accroissement est
favorisé par une moindre résistance. En grossis-
sant, la tumeur se prolonge jusqu'au bas de la
fesse; mais forcée de s'arrêter à la limite de l'a-
dhérence intime du feuillet aponévrotique du fascia superficialis avec la partie supérieure et latérale interne de la cuisse, le fond et le corps de la
hernie remontent vers la région inguinale et se
placent transversalement dans le pli de l'aine. La
progression ascendante opérée, le fond devient le
bord supérieur de la tumeur, dont le corps élargi,

formant avec son col un angle droit (1), couvre une surface plus ou moins grande de l'arcade crurale.

Arrivée à cette période, on ne peut plus douter de son existence ; néanmoins, pendant son trajet, il est encore possible de la confondre avec la hernie inguinale externe, quoique cette dernière, paraissant au pli de la cuisse, diffère d'une manière remarquable par sa forme allongée et obliquement circonscrite à la direction du canal. En outre, les piliers de l'anneau inguinal, toujours faciles à toucher, sont moins profondément placés que le rebord tendineux du repli falciforme de l'ouverture crurale. On n'a pas oublié non plus qu'à la partie postérieure de la hernie inguinale, il est aisé de sentir le cordon des vaisseaux spermatiques, et que la forme en est constamment pyramidale (voy. p. 48). Le fond ou la base, dirigé par le cordon testiculaire, au lieu de se porter vers le flanc, ainsi que cela se passe dans la hernie crurale, dont la tumeur ovalaire offre un diamètre plus étendu.

Chez la femme, l'absence du cordon spermatique, le rapprochement des deux ouvertures extérieures, rendent ce signe moins sensible ; mais on

---

(1) Voyez p. 97.

reconnaît la hernie inguinale à ce que la tumeur est plus près des grandes lèvres.

La hernie crurale est accompagnée d'engourdissement, de pesanteur, et d'une gêne extrême dans les mouvements de la marche. A mesure qu'elle augmente, l'engorgement œdémateux de la jambe et du pied succède à ces incommodités ; il est le résultat de la compression que la hernie exerce sur les nerfs et les vaisseaux fémoraux. A cela se joignent des tiraillements d'estomac, des coliques et un malaise général.

Caractère distinctif des maladies qui ont du rapport avec la hernie crurale.

84. L'engorgement des glandes, le bubon vénérien, l'abcès par congestion, l'état variqueux de la veine saphène interne, les kystes séreux, se développant aux environs de l'arcade crurale, ont beaucoup de ressemblance avec les déplacements des viscères abdominaux, et par cela même rendent leurs attributs quelquefois très-difficiles à distinguer. Pour éclairer le malade, je vais les décrire l'un après l'autre.

Du bubon.

85. Le bubon, ou glande inguinale engorgée, présente des symptômes particuliers : sa forme est

arrondie; il est dur, irréductible, sensible au toucher; il a l'apparence extérieure de l'inflammation, inflammation appréciable par le changement de couleur à la peau; il n'occasionne dans les fonctions digestives aucun des troubles qui se manifestent dans les cas d'étranglement d'une hernie. La tumeur du bubon est immobile, elle n'est nullement accessible aux secousses de la toux ou de toute autre action convulsive; quelle qu'en soit la cause, il se tuméfie lentement. La hernie, au contraire, paraît subitement, et comparativement grossit très-vite. Le bubon se termine par la résolution ou la suppuration; la hernie, par la réduction.

L'abcès par congestion.

86. L'abcès par congestion forme une saillie au pli de la cuisse; il pourrait être confondu avec la hernie crurale relativement à sa réductibilité; la toux le fait augmenter; au toucher, son indolence est la même. Cette ressemblance pourrait éloigner de la vérité, mais ici l'erreur ne serait suivie d'aucune conséquence fâcheuse.

Les douleurs que le malade ressent dans la région lombaire, les frissons, la fluctuation du liquide, caractérisent cette espèce de tumeur, rarement observée, par la raison qu'elle est produite par une affection des vertèbres lombaires de la colonne épinière.

Dilatation de la veine saphène interne.

87. Tout récemment, dans ma clientèle, j'ai eu l'occasion de rencontrer, à l'ouverture extérieure du canal crural, un cas de cette nature. La réduction s'effectuait par la pression dans la position horizontale; mais aussitôt que le malade se levait ou toussait, la tumeur se reproduisait. De tels indices ont pu faire soupçonner au premier moment la formation d'une hernie crurale. Si la facilité de faire reparaître la tumeur étant couché, en comprimant simplement la veine au-dessus de l'arcade crurale, si la couleur violacée de la peau, et à certaines distances des varices placées çà et là sur la surface de toute l'extrémité inférieure du côté, n'avaient trop bien annoncé le genre de la tuméfaction pour qu'il y eût hésitation sur le genre de la maladie.

La dilatation de la veine saphène interne est très-rare; elle réclame une compression ménagée et un appareil adapté à la circonstance.

Kystes séreux.

88. Les tumeurs développées aux environs de l'arcade crurale, et formées par des kystes séreux ou par toute autre matière, n'ont pas assez d'analogie avec les hernies pour craindre qu'il y ait méprise.

Ces formations peu communes, engendrées par l'accumulation lente et progressive d'humeurs de diverses circonstances, apportent aux tissus dans lesquels elles viennent à se produire un caractère facile à distinguer.

La cure de ces maladies est du ressort de la médecine opératoire.

Description de la hernie ombilicale et de la hernie de la ligne blanche.

89. On appelle *hernie ombilicale* ou *exomphale* le déplacement d'une portion de l'intestin ou de l'épiploon, ou de ces deux viscères réunis, sortis par l'ouverture du nombril ou par l'éraillement des fibres aponévrotiques des muscles abdominaux, adhérentes au pourtour de l'anneau.

Si la hernie s'écarte de ce point, si elle se manifeste au dessus, au-dessous ou sur les côtés, elle change de désignation et prend le nom de *hernie de la ligne blanche.*

La hernie ombilicale ou exomphale affecte particulièrement l'enfance ; elle se divise en deux variétés, la hernie congénitale et la hernie accidentelle.

Hernie congénitale.

90. Malgré la similitude qui existe entre le nom de la hernie *ombilicale congénitale* et celui de la hernie *inguinale congénitale*, toutes deux suivent à leur début une marche tout à fait différente : l'une, la hernie *ombilicale congénitale*, atteint l'enfant dans le sein de sa mère ; l'autre, la hernie *inguinale congénitale*, bien qu'il en apporte la disposition ou la cause occasionnelle, ne devient apparente qu'après la naissance, à un temps plus ou moins éloigné.

La hernie ombilicale congénitale doit son origine à un vice de conformation ou à un très-grand développement de quelques-uns des viscères abdominaux : aussi est-il rare que les individus qui viennent au monde avec cette maladie vivent longtemps.

Chez le fœtus, lorsqu'à la débilité d'une organisation imparfaite des muscles il vient se joindre une augmentation de volume des viscères, notamment celle du foie, les parois abdominales se dis-

tendent, et comme chez lui l'anneau du nombril
est le point le plus faible, les organes, écartent le
tissu cellulaire spongieux qui réunit les vaisseaux
du cordon ombilical, se font un passage et forment au dehors une tumeur prolongée dans l'intérieur du cordon. On peut ajouter sinon comme
causes occasionnelles, du moins comme causes
déterminantes, la tension et le tiraillement du
cordon, quand par malheur il vient à s'entortiller
à l'entour du cou de l'enfant ou de toute autre
partie de son corps. La traction permanente qu'il
détermine fait prendre à l'orifice interne de l'anneau la forme d'un entonnoir, dans lequel les viscères se placent naturellement, n'y trouvant aucun
obstacle. Heureusement ces accidents n'arrivent
pas souvent à la fois, car les adhérences qu'il en survient entre les parties empêchent la réduction et
laissent peu d'espoir de guérison.

La tumeur de l'exomphale congénitale renferme
tantôt une partie du foie, tantôt un peloton d'intestins grêles. Si elle est volumineuse, le foie et les
intestins y sont réunis à des proportions variables,
difficiles à saisir, sur les sujets vivants. A l'extérieur, la tumeur se présente sous une forme
ronde; à sa base, elle est d'une couleur opaque,
semblable à celle des téguments; dans tout le reste
de son étendue, elle est transparente; mais alors
elle n'est plus recouverte que par la membrane

spongieuse du cordon, qui lui-même semble se détacher du sommet de la tumeur.

Exomphale accidentelle.

91. L'exomphale accidentelle se fait jour à travers l'anneau ombilical; elle a lieu postérieurement à la naissance; chez les nouveau-nés, elle se déclare après la chute du cordon.

Le gonflement qu'elle détermine est souvent rond, bombé, quelquefois cylindrique ou conique; la base en est toujours circulaire; à son sommet ou sur l'un des côtés, on aperçoit la trace de la cicatrice de l'ombilic, indiquée par la différence de la peau, plus pâle, plus mince, que celle qui environne la tumeur, ordinairement produite par une anse d'intestin, et presque jamais par l'épiploon, encore trop haut à cet âge pour y descendre.

Chez l'adulte, l'épiploon recouvre une grande masse d'intestin; il fait souvent partie de la hernie ombilicale seul, ou conjointement avec ces derniers; lorsqu'ils sont ensemble, il occupe le fond du sac herniaire, et entoure la portion d'intestin engagée. En pareil cas, si la hernie est négligée ou mal maintenue, l'épiploon, en particulier, contracte très-promptement des adhérences avec le sac herniaire; alors elle devient irréductible et provoque de fâcheuses incommodités, souvent même de terribles accidents.

Dans cette variété de la hernie abdominale, le col du sac est court et rond ; en comparaison de la grosseur de la tumeur, il est très-étroit ; en outre, il adhère au pourtour de l'anneau ombilical. Quand la hernie est ancienne, le bord de l'anneau devient très-épais, très-dur. Les douleurs intestinales qu'on en ressent sont le résultat de la disproportion de la hernie avec le col du sac qui la renferme, et cela se comprend : dans les fonctions ordinaires de la vie, les matières stercorales, ayant à parcourir tout l'espace du tube intestinal, entrent avec peine dans l'anse de l'intestin hernié, en sortent plus difficilement encore, les gaz intestinaux s'y développent, et les matières s'accumulant de plus en plus, la gêne, les coliques, et le spasme du conduit alimentaire, en sont la conséquence, d'autant plus sensible que le siége du déplacement des viscères est plus voisin de l'estomac, dont les rapports sympathiques se font plus vivement sentir que dans les hernies inguinales et crurales plus éloignées.

La hernie ombilicale ou exomphale, celle enfin qui traverse l'anneau, s'observe rarement sur les sujets adultes. S'ils venaient à la contracter, le nombril étant devenu, avec le temps, le point le plus solide chez les personnes bien constituées, il est à présumer qu'elles en avaient été atteintes dans leur enfance et conservées la disposition.

Chez les enfants en bas âge, c'est le contraire ; elle est souvent provoquée par la faiblesse et la laxité de l'ouverture du nombril après la chute du cordon. Les viscères, pressés sur ce point, y maintiennent la dilatation, et empêchent quelquefois la cicatrisation complète des vaisseaux ombilicaux avec les téguments.

Un gros ventre, des coliques, des cris incessants, rendent, chez les enfants en bas âge, cette maladie presque certaine, si les gardes de femmes en couches, les nourrices, et les mères chargées des premiers soins que ces petits êtres réclament, négligeaient d'exercer sur la cicatrice une compression permanente et prolongée.

Hernie de la ligne blanche.

92. Par *exomphale,* on désigne encore la hernie de la ligne blanche. A peu près identique avec la hernie ombilicale accidentelle, son rapprochement de l'anneau l'a fait ranger parmi celles de cette région.

L'anneau ombilical tient de son organisation la faculté de conserver la forme circulaire, quelle que soit la dilatation qu'il subisse : aussi la tumeur

en est-elle toujours ronde; dans l'écartement des
fibres de la ligne blanche, elle est ovale, allongée
transversalement ou perpendiculairement, suivant la direction que lui donnent les fibres dilatées; si elle siége tout à côté de l'anneau, si elle
est volumineuse, elle soulève la peau du nombril,
et en fait disparaître en quelque sorte la cicatrice.

Mais en explorant la tumeur dans tous les sens
jusqu'à sa base, on s'aperçoit que les bords de la
fente de transmission sont moins durs que celui
de l'anneau ombilical. Quoiqu'il n'y ait pas entre
elles une entière ressemblance, ces deux hernies,
se manifestant à la même place, portent la même
dénomination.

La ligne blanche prend tout l'intervalle des
muscles droits de l'abdomen, depuis le creux de
l'estomac ou épigastre jusqu'à la réunion des os
pubis; elle est formée par l'entre-croisement des
aponévroses des trois muscles abdominaux, du
grand oblique, du petit oblique, et du transverse.
Cette partie de la paroi du ventre, étant la plus
mince, la plus délicate, résiste moins à la pression
des organes; il n'y a aucun point de sa surface
qui ne puisse être divisé par la pression d'une
portion quelconque des viscères qu'elle recouvre,
tant sur les côtés qu'au-dessus, par la raison que
la moitié supérieure est plus large, plus suscep-

tible d'extension, que la moitié inférieure, puis aussi parce que les ouvertures traversées par les vaisseaux tégumentaires y sont en plus grand nombre; si bien que la ligne blanche, à partir de l'appendice xiphoïde jusqu'à l'ombilic, réunit plus de conditions à la production des hernies que de l'ombilic à la symphyse du pubis. Sur cette ligne, les hernies s'établissent, pour la plupart, non-seulement aux environs de l'anneau ombilical, mais sur divers points de la région épigastrique, et très-rarement au-dessous sur l'hypogastre. Presque toujours elles affectent les femmes qui ont eu de nombreuses grossesses, beaucoup moins les autres sujets.

L'épiploon, en rapport immédiat avec la paroi supérieure et interne de la ligne blanche, occupe souvent seul la tumeur; néanmoins d'autres portions de viscères peuvent s'y introduire simultanément. Sa dimension varie suivant la quantité d'organes qu'elle contient; mais en tout état de chose, sa figure est toujours oblongue, et, comme dans toutes les hernies de cette nature, le péritoine, formant un sac, entoure le déplacement, l'embrasse de toutes parts et se resserre au moment où la hernie s'infiltre à travers l'espèce de fente qui lui sert de passage. Dès qu'elle en est sortie, elle s'étend, s'aplatit sous la peau, et représente assez bien la figure d'un pédicule de champignon.

On peut juger, d'après cela, de la disproportion qu'il doit y avoir entre le corps de la hernie et son col, qui ne change que fort peu, étant lui-même retenu et serré entre les fibres aponévrotiques de l'ouverture.

Si les hernies de la région ombilicale font éprouver plus d'incommodités, en raison de leur voisinage avec l'estomac, à plus juste titre, lorsqu'elles se placent sur les points les plus rapprochés de ce viscère. Que de troubles dans les fonctions digestives ont été traités infructueusement par des médications différentes, avant qu'on ne s'aperçût que leur véritable cause était une hernie dont la réduction et le maintien auraient opéré à l'instant même le soulagement, et plus tard l'entière guérison! Ces circonstances arrivent plus souvent qu'on ne pense. A la vérité, ces expansions sont ordinairement si petites et si profondément situées, surtout à la région épigastrique, qu'on ne les découvre pas toujours aussitôt qu'elles se forment; souvent même on ne les reconnaît que par leurs symptômes.

Il faut donc explorer attentivement l'abdomen quand ces phénomènes arrivent à l'improviste, lors même qu'ils se rapporteraient à d'autres altérations internes. C'est alors qu'il est utile de savoir apprécier les causes efficientes, pour reconnaître la maladie et en suivre le traitement

avec habileté, et conséquemment avec efficacité

Formation de la hernie ventrale.

93. Quoiqu'on puisse, avec raison, nommer *hernies ventrales* toutes les hernies qui se déclarent
sur la surface du ventre, cette qualification est
cependant réservée au mode particulier du déplacement des viscères à travers des milieux différents.

Toutes les hernies décrites jusqu'alors se sont
frayé un chemin par les ouvertures aponévrotiques naturelles ou accidentelles. La hernie ventrale proprement dite écarte les fibres charnues
des muscles abdominaux, les distend très-forte-
ment, s'en forme une seconde enveloppe, sépare
la cicatrice d'une plaie pénétrante ou celle d'un
dépôt purulent avec désorganisation de tissus, en-
traînant une perte de substance considérable.

La hernie ventrale peut donc se former de trois
manières : 1° par la dilatation des fibres musculaires sur un point plus ou moins éloigné des ouvertures naturelles ou des aponévroses : dans ce
cas, les parties herniées soulèvent la peau, y forment une éminence qui, légère d'abord, devient
ensuite plus large à sa base qu'au sommet, différence très-remarquable avec les hernies, dont le

col est toujours beaucoup plus étroit que le reste
de la tumeur. Les bords charnus de l'ouverture
paraissent au toucher plus mous, plus flexibles à
l'action distendante des organes ; c'est [pourquoi
la hernie ventrale est susceptible d'un aussi grand
accroissement, si on n'y apporte pas de suite tous
les soins nécessaires.

Toutes les maladies qui augmentent la capacité
antérieure et latérale du ventre, en allongeant
outre mesure ses fibres musculaires, comme les
grossesses répétées, l'hydropisie ascite, la tympa-
nite, l'excès d'embonpoint, suivi de l'amaigrissement, sont des causes prédisposantes de la hernie
ventrale ; quelques efforts provoqués par les secousses de la toux, de l'éternument, du vomissement, de la constipation, ou les mouvements
brusques du corps, porté trop précipitamment en
arrière, suffisent pour en déterminer le développement.

94. Le second mode de production de la hernie
ventrale s'effectue à la suite d'une forte contusion
occasionnée par l'impression d'un corps extérieur
lancé violemment sur le ventre. Cet accident
amène toujours le relâchement des fibres musculaires dans une étendue plus ou moins grande. Les
viscères placés à l'intérieur de la partie frappée
contribuent encore, par leur propre poids, à dilater les fibres déjà relâchées ; il arrive même

qu'ils finissent par s'en coiffer conjointement avec le péritoine, et c'est ainsi qu'ils offrent sous la peau une éminence assez large, mais peu élevée, dont la base, mal circonscrite, se confond insensiblement avec le niveau des téguments environnants. On donne à cette éminence le nom d'*éventration*. Elle est distinguée de la hernie ventrale par la cavité dans laquelle elle se déploie sans limite tracée ; sa figure est celle d'une poche plus large que profonde.

Il n'est pas rare de rencontrer de ces éventrations devenues tellement volumineuses qu'elles envahissent tout le bas-ventre et descendent jusque sur les cuisses. La cause de ces affections exceptionnelles est moins la conséquence de l'action des corps contondants que celle du relâchement absolu de la paroi hypogastrique; leur développement extraordinaire vient de ce que les viscères ne traversent aucune ouverture; ils se placent simplement dans la dépression qu'eux-mêmes impriment sur la surface interne de la paroi ; leur quantité est en raison de l'étendue qu'ils trouvent à remplir, et s'ils n'étaient promptement soutenus avec intelligence, leur poids et leur mouvement augmenteraient en peu de temps la tumeur.

95. La troisième formation de la hernie ventrale s'accomplit par la division d'une cicatrice

faite avec un instrument tranchant ou par celle
d'un abcès profond qui a détruit par la suppuration une certaine portion des tissus circonvoisins.

Dans les plaies pénétrantes, la membrane péritonéale n'enveloppe pas les intestins; elle-même,
atteinte et séparée par la blessure, s'écarte, et de
chaque côté ses bords adhèrent à la réunion des muscles et des téguments lésés; les vicères introduits,
n'ayant plus d'intermédiaire entre eux et la cicatrice, se trouvent en contact immédiat avec le tissu
cellulaire et la peau, dont ils se servent de sac. Il
faut pourtant en excepter la hernie sortie par
l'issue d'un abcès; le péritoine, resté intact, suit
alors la même impulsion que dans les autres déplacements.

Ainsi tous les viscères peuvent, isolément ou
plusieurs à la fois, remplir la tumeur de chacune
des trois variétés de la hernie ventrale, très-sus-
ceptibles d'ailleurs d'une grande augmentation, à
cause de la dilatation facile de leurs ouvertures,
surtout l'éventration.

Le rapport direct avec le poids des intestins, la
multitude de causes occasionnelles, ont fait ranger
en première ligne les ouvertures inguinales, comme
étant celles où les organes s'introduisent le plus
communément. Viennent ensuite les ouvertures
crurales : celles-ci, protégées par une organisation différente, quoique situées à la même région,

se laissent moins pénétrer. Les hernies ombilicales, appelées en troisième lieu, ont pourtant
plus de fréquence; celles de la ligne blanche,
les hernies ventrales ou éventrations, se produisent beaucoup moins souvent.

Quant aux hernies obturatrice, périnéale,
ischiatique, vaginale, je pourrais presque me dispenser d'en parler ici; quelques auteurs ont même
douté de leur développement extérieur, cependant elles ont été observées et traitées. On ne doit
donc pas omettre de les citer, bien qu'elles soient
placées en quelque sorte au delà de l'enceinte abdominale.

De la hernie obturatrice ou ovalaire.

96. Le trou ovalaire est formé de la réunion des
branches des os ischions et pubis; il est bouché
par un ligament et des muscles obturateurs, au
milieu desquels, vers l'angle supérieur et interne,
passent le nerf, l'artère et la veine, portant le nom
d'obturateurs.

C'est en suivant le trajet des vaisseaux que l'intestin produit sous la peau, à la partie supérieure
et interne de la cuisse, près les bourses chez
l'homme, et les grandes lèvres chez la femme,
une tumeur appelée hernie obturatrice ou sous-pu-
bienne. Aux os du bassin, l'insertion des muscles

pectiné et adducteur couvre les vaisseaux obturateurs, ce qui oppose un obstacle presque invin-
cible au prolongement de la saillie au dehors. Le
sac herniaire pénètre difficilement entre les muscles : aussi est-il prouvé que la hernie obturatrice
est plutôt aperçue sur les cadavres que sur les vivants. On peut donc en être atteint pendant sa
vie sans le savoir.

Les femmes en offrent le plus d'exemples ; les
causes les plus spéciales sont les grossesses, et particulièrement les chutes sur le siége.

De la hernie ischiatique, périnéale et vaginale.

97. L'autopsie cadavérique démontre que le déplacement des circonvolutions de l'intestin grêle
se manifeste également chez les deux sexes. Situées
au détroit supérieur du bassin, les circonvolu-
tion descendent en longeant l'excavation jusqu'au
détroit inférieur, et viennent faire saillie au dé-
hors, soit par l'échancrure ischiatique, en suivant
le nerf, soit au périnée, en écartant les fibres
des muscles releveurs de l'anus, à droite et à gauche, ou bien encore par les parois latérales du
vagin.

Sans doute que des efforts intérieurs commu-
niqués à l'intestin le portent tantôt vers l'échancrure schiatique, tantôt entre le vagin et le rec-

tum chez la femme, ou simplement dans le vagin. Chacune de ces variétés reçoit le nom du point où elle se décèle extérieurement.

L'arrangement organique des parties contenues dans toute la longueur de l'excavation du bassin et des muscles formant son ouverture inférieure ferait présumer que l'intestin déplacé ne peut le parcourir tout d'un coup, mais seulement à la longue et graduellement. Il faut nécessairement une très-forte impulsion agissant sur lui pour tuméfier les parois de la région périnéale et vaincre la résistance énergique des muscles qu'il doit distendre ou traverser. On comprend que de telles hernies puissent exister depuis longtemps sans aucun signe extérieur. Cela est d'autant plus vraisemblable qu'elles n'ont été mentionnées par aucun des auteurs anciens, et même de nos jours le nombre des observations en est très-limité.

Cependant les hernies ischiatique, périnéale et vaginale, ont dû se produire de tout temps, seulement elles n'ont été reconnues que depuis deux siècles à peu près. Qui sait alors la quantité d'individus morts par suite de cette maladie, dont les causes, restées ignorées, provenaient peut-être d'une de ces trois variétés, qui aura pu s'étrangler par le rétrécissement du col du sac ou par engouement des matières, ainsi que l'ont constaté les dissections!

Après une violente chute d'un lieu élevé sur les pieds ou sur les fesses , après une forte contraction des muscles, si une pesanteur tensive, si un tiraillement et une pression sur le col de la vessie chez l'homme, entre le vagin et le rectum chez la femme , se faisaient sentir, suivis de coliques partant du fond du bassin et s'étendant jusque dans l'intérieur du ventre, et cela accompagné de vomissements, quelquefois de difficulté d'uriner, il serait à croire que la hernie est déjà assez avancée, quoiqu'elle ne soit pas palpable.

Les signes de ces hernies ressemblent à ceux des hernies abdominales ; elles ont essentiellement la tuméfaction pour caractère, la consistance molle, flexible, la réduction facile dans la position horizontale, avec gargouillement, reproduction de la tumeur étant debout, augmentation de volume, et enfin toutes les incommodités inhérentes aux maladies de ce genre.

De ces hernies, la plus rare est la hernie ischiatique. L'échancrure dont elle porte le nom étant presque impossible à franchir, tant est grande l'opposition qu'y apporte le muscle grand fessier, fortifié par l'aponévrose du fascia lata, les muscles releveurs de l'anus résistent moins à la pression : aussi la hernie périnéale est-elle la seule qui paraisse à cette région.

La hernie vaginale est la suite d'une énorme

distension. De nombreux accouchements, amenant le relâchement des parois du vagin, pourraient disposer cet organe à l'invasion d'un intestin hernié. En conséquence, la hernie vaginale serait plutôt à craindre que la hernie périnéale pour les femmes qui ont eu beaucoup d'enfants.

Au reste, ces trois cas différents se rencontrent si peu dans la pratique qu'il n'en est question dans la chirurgie herniaire que comme des faits possibles, sur lesquels néanmoins on doit porter son attention, au moindre soupçon.

SECONDE PARTIE.

PRÉCIS HISTORIQUE

SUR

LES MOYENS EMPLOYÉS POUR LE TRAITEMENT DES HERNIES,

DEPUIS LES PREMIERS ESSAIS JUSQU'A NOS JOURS.

98. Les premiers documents qui nous sont parvenus relativement au traitement des hernies datent du commencement de l'ère chrétienne ; bientôt les transmigrations des peuples de ces époques amènent dans l'histoire des sciences une lacune de cinq à six cents ans. Ce n'est que dans le cours du 7e au 8e siècle que nous voyons les praticiens porter de nouveau leur attention sur cette branche de la chirurgie ; plus explicites que leurs prédécesseurs, ils donnent dans leurs écrits l'analyse des systèmes qu'ils mettaient en usage pour la guérison.

Abusés, par leur ignorance, sur la structure des parties intéressées, les anciens opéraient les hernies simples, libres, faciles à maintenir ; ils pensaient que les viscères renfermés dans la cavité abdominale ne se frayaient un passage qu'en déchirant leurs enveloppes internes : de là vient le nom de *rupture*. Dans cette conviction, ils divisaient les chairs qui recouvrent la tumeur, et pour mettre un obstacle à la sortie des intestins, ils réunissaient les membranes lésées en employant divers moyens, tels que ceux de ligature, de suture, de cautérisation, etc. La castration en était toujours la moindre conséquence, et dans les cas d'étranglement, le malade était abandonné à son malheureux sort.

Ainsi, depuis Hippocrate jusqu'à l'année 1650, à part quelques essais sur la contention, une succession de siècles ne nous transmet que des méthodes plus cruelles les unes que les autres. Une telle lenteur dans les progrès des connaissances chirurgicales serait difficile à comprendre, si la justification ne s'en trouvait dans le respect qu'on portait depuis l'antiquité aux dépouilles mortelles. Le temps a enfin triomphé de ces doctrines superstitieuses, et l'étude de l'anatomie pathologique est venue répandre ses lumières sur le véritable caractère de ce déplacement, comme sur celui de beaucoup d'autres maladies.

Revenus de tant d'erreurs, on ne fait plus d'opération sanglante que pour le débridement des hernies étranglées ; on n'en vient même à cet ex-

pédient qu'après avoir mis en œuvre toutes les
ressources connues pour en obtenir la réduction,
et lorsque la vie du malade est en danger. Si quelques tentatives se font encore, de nos jours, pour
déterminer les oblitérations des ouvertures herniaires par d'autres formes d'opération, le malade, ainsi que la hernie, devant se trouver dans
des conditions expresses pour les y soumettre
avec probabilité de réussite, elles ne peuvent être
que très-rarement pratiquées.

Loin de blâmer des expériences dont le but est
d'ouvrir de nouvelles voies à la science, il faut
regretter qu'elles présentent si peu de chance de
succès aux mains habiles qui les dirigent. Ce serait
peut-être la plus belle des prérogatives de la médecine opératoire d'obtenir, grâce à l'action directe de ses procédés, la guérison complète et
presque instantanée d'une affection si fréquente :
aussi a-t-on tenté toutes les épreuves imaginables
pour la doter d'un pareil bienfait. Malheureusement il n'est pas toujours au pouvoir même de la
haute instruction médicale d'agir sur les tissus
des organes vivants au gré de la volonté ; la nature a ses lois, qu'on ne peut enfreindre sans la
jeter dans un désordre que souvent on ne peut
prévoir, et auquel il est quelquefois impossible de
porter remède.

Premiers appareils compressifs.

99. Ici l'art s'inspire sous la dictée même de la nature, à elle revient toute la part du mérite de l'invention. En effet, la sensation pénible et souvent douloureuse produite par une tumeur herniaire, soit inguinale, soit ombilicale, etc., dirige instinctivement la main du malade sur le point où l'élévation s'est développée, pour exercer une pression analogue à la résistance et en opérer la réduction.

Le malade ne pouvant sans cesse occuper une ou ses deux mains à contenir sa hernie réduite (maintien qui serait sans doute le plus intelligent qu'on puisse imaginer), il a bien fallu y suppléer par des agents mécaniques en rapport avec les instincts de la nature.

Adoption du bandage.

100. On commença par y placer un tampon d'une forme et d'un volume appropriés à la tumeur; ce tampon, soutenu par une bande de toile assez longue, entourait plusieurs fois les cuisses et le bassin en manière de 8 de chiffre : les anciens appelaient cet appareil *spica.* Il s'emploie encore aujourd'hui chez les enfants nouveau-nés; on s'en sert également pour précéder l'application

d'un autre bandage, après l'opération du débridement d'une hernie incarcérée.

Cet appareil pouvait contenir la hernie lorsque
le malade ne faisait que très-peu de mouvements;
mais il ne s'accommodait pas à toutes les positions du corps, et résistait faiblement à l'action
expansive des intestins. En conséquence, on le
remplaça par un bandage d'un modèle différent:
celui-ci était composé d'une large ceinture en toile,
en futaine ou en peau de chamois; une pelote
ronde, quelque peu ovale, rembourrée de crin ou
de laine, était fixée vers les deux tiers de sa longueur, et se trouvait assujettie sur la hernie par
les courroies et les boucles formant les extrémités
de la ceinture; un sous-cuisse, attaché derrière,
revenait s'accrocher au bouton placé au devant de
la pelote.

Quand il existait deux hernies, on ajoutait à la
ceinture une seconde pelote et un second sous-cuisse.

Le bandage tel que je viens de le décrire fut
adopté du 14e au 17e siècle; une communauté
d'artisans de Paris obtint, par ordonnance royale,
le privilége exclusif de le fabriquer.

Imperfections de ces deux appareils.

101. S'il paraissait, au premier abord, opposer
une plus grande résistance à l'action des viscères

que celui qui le précède, il n'avait pas moins d'inconvénient. On pense la gêne excessive qu'il devait occasionner lorsque, pour en tirer quelques
profits, il demandait, ainsi que le sous-cuisse, à
être fortement serré.

Tant que la personne était couchée, le corps
allongé, que debout elle restait en place ou mar-
chait, la hernie était assez bien contenue; mais
sitôt qu'une attitude exigeait la flexion du tronc
sur les extrémités inférieures, le sous-cuisse se
relâchant, la pelote perdait une grande partie de
son pouvoir compressif, et la hernie s'échappait
facilement.

Addition d'un ressort dans les pelotes.

102. Pour prévenir cet accident, des ressorts à
lames ou à *spirales* furent disposés dans l'intérieur des pelotes. Deux avantages semblaient devoir revenir de cette addition : faire conquérir à
la pelote une force de réaction proportionnée à
l'impulsion des organes déplacés, suppléer par
son élasticité au vide causé par le relâchement du
sous-cuisse. Néanmoins les espérances conçues ne
se réalisèrent pas complétement, de graves défauts continuaient à subsister; le degré de compression, encore inégal, ne changeait pas moins,
suivant les positions du corps; la ceinture, tou-

jours aussi fortement serrée, s'opposait aux diverses variations du volume du ventre, et par ce motif comprimait trop dans certain moment et ne comprimait pas assez dans d'autres. Cela est facile à comprendre : ne présentant ni point de résistance ni point d'appui distinct et isolé, elle n'agissait réellement que sur l'étendue de la circonférence du bassin.

De semblables vices n'échappèrent point à l'observation des praticiens, et ce bandage fut entièrement proscrit dans tous les cas de hernie de la région inguinale.

Substitution du ressort en fer écroui dans la première ceinture.

102. Un essai du même genre fit naître dans la chirurgie herniaire le germe des éléments qui concourent aujourd'hui à l'excellence du traitement. Dans la ceinture qui servait à assujettir la pelote, un ressort fut introduit. Ce perfectionnement, notable cette fois, se fit longtemps attendre; trois siècles ont à peine suffi pour arriver à cette heureuse innovation.

Désormais compris, le besoin d'obtenir une pression d'avant en arrière provoqua des épreuves nouvelles et des progrès successifs; le fer dur, employé d'abord à la composition du ressort, fut

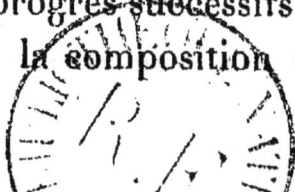

ensuite récroui, dans le but de l'assouplir. Mais on le sait, quelle que soit l'attention qui préside à cette main-d'œuvre, il perd promptement une élasticité seulement acquise par le martelage.

Services et admission d'un mélange d'acier.

104. Les imperfections signalées par l'unique usage de ce métal engagèrent donc à le mélanger avec une partie égale d'acier. Forgés ensemble, ces deux corps réunis apportaient au ressort une plus grande force de réaction ; quoique plus fragile par cette combinaison, on pouvait, sans craindre de le rompre, le plier, le contourner, de manière à mieux l'adapter à la partie du corps à laquelle il est destiné.

Il n'appartient qu'au hasard de dévoiler tout à coup les secrets de la science : ceux que nous devons à l'expérience et aux recherches laborieuses ne se livrent jamais que très-partiellement, un pas de fait ne réussit souvent qu'à susciter des obstacles d'une nature différente. En voici la preuve : par cela même qu'il était facile de faire prendre au ressort toute espèce de direction, les mouvements du tronc pouvaient le fausser et le rendre défectueux.

Or, l'urgence d'autres améliorations se fit sentir de nouveau. Toujours est-il que, vers le milieu du siècle dernier, cette façon de confectionner les ressorts fut envisagée comme un perfectionnement accompli ; la faculté de leur donner les inflexions de la configuration du bassin en était la principale raison.

Déduisons de ce qui précède que, s'il restait infiniment à désirer sous le rapport des ressorts, l'art herniaire avait beaucoup gagné. On peut en juger par l'opinion que venaient d'émettre les chirurgiens sur la nécessité de prendre l'empreinte de chaque modèle vivant. Ils s'attachent à développer ce principe dans tous leurs ouvrages. On conçoit, d'après cela, qu'ils aient négligé de se servir de l'acier pur. La manière de le tremper d'à présent ne leur était pas connue, et ce métal, trop cassant, n'aurait pu s'associer à la théorie qu'ils enseignaient.

Emploi de l'acier pur trempé.

105. Ce n'est que soixante-dix ou quatre-vingts ans plus tard que, secondé par la marche progressive de l'industrie, on parvint à rendre l'acier pur propre à constituer les ressorts. Au moyen d'un travail spécial, l'élasticité convenable leur fut assignée, et permit de les écarter sans modifier leurs dispositions.

Ce fut le chirurgien Juville qui, en 1780, eut

l'idée de leur approprier la trempe douce dont on se sert encore aujourd'hui.

Modifications surabondantes apportées aux ressorts.

106. La manière de les établir, quant au métal et à la main-d'œuvre, une fois arrêtée, le nombre des variations que leur forme vint à subir deviendrait l'objet d'une nomenclature très-étendue. De tous les instruments de chirurgie, certes, ils ont le plus exercé la sagacité des inventeurs. Ces derniers semblent s'être évertués à les douer d'une diversité infinie : les écussons à cric, les vis de pression, les collets à brisure, etc. etc., figurent dans la quantité ; les autres ne méritent pas d'être mentionnés.

Cette surabondance dans leurs espèces se retrouve de notre temps. Ne trahit-elle pas l'ignorance où l'on est toujours des véritables dispositions qu'ils exigent ? Disons-le : quels que soient les différents systèmes que le commerce tente journellement d'introduire, il est un principe dont il est difficile de s'écarter sans compromettre le traitement. La perfection d'un ressort ne consiste et ne peut réellement consister que dans la combinaison de sa force de réaction et dans les rapports de ses contours avec ceux du bassin

Les plus simples ressorts sont préférables.

107. A l'appui de cette assertion, je vais rappeler l'opinion d'Arnaud, l'un des plus célèbres chirurgiens du siècle précédent : « Les ressorts les « plus simples, dit-il, sont préférables à tous les « autres ; c'est en diminuer les avantages que de « vouloir les compliquer. Quand le bandage est « bien tourné et que la pelote est figurée comme il « convient, la hernie se trouve parfaitement con- « tenue sans avoir besoin de *tant de ressorts*. Ils « doivent être dans le génie du chirurgien, et non « dans le bandage ». (1)

C'est dans le ressort d'un appareil que gît la force compressive ; il peut être regardé comme un levier de troisième genre, dont la puissance est placée au milieu, le point d'appui à l'une des extrémités, à l'autre la résistance. Il est évident que celle-ci ne peut avoir lieu sans puissance ni point d'appui ; que le point d'appui ne doit occuper qu'une surface de peu d'étendue, afin que la courbure du ressort, libre d'un bout à l'autre, n'exerce pas de pression sur un ou quelques points de la circonférence du bassin, sans quoi la résistance serait entièrement décomposée ; décomposition

_____

(1) 1er volume de son *Traité des hernies*, p. 166.

qui, en faussant l'action contentive, est souvent la source de beaucoup d'accidents.

Combien de hernies naissantes, et même d'anciennes, devaient être guérissables, dans l'hypothèse où elles eussent été maintenues avec une rigoureuse précision ! Des inconvénients de cette importance veulent que la chirurgie herniaire soit enfin subordonnée à des règles sûres et invariables, à un système si mûrement réfléchi, qu'on puisse, selon les circonstances, spécifier à l'ouvrier les mesures, la force et les dispositions, à donner à chaque ressort. Sans un pareil guide, les trois quarts des hernies ne seront jamais contenues ni véritablement réduites.

Écussons ou porte-pelotes.

108. Après avoir parlé des bandages qui ont été le plus spécialement en usage, après avoir défini les principales transformations qu'ils ont subies, j'ajouterai quelques mots sur les écussons. Cette pièce, disposée pour supporter la pelote, est placée à l'une des extrémités du bandage, là où repose le point de résistance ; elle consiste dans une plaque de tôle mince, à laquelle on donne une figure soit d'un carré long arrondi sur trois de ses angles, soit oblongue, piriforme, triangulaire ou ovalaire.

L'écusson, quant à son modèle, a partagé d'opinions la généralité des auteurs ; sa grandeur a passé par toute espèce de proportion. J'en ai rencontré dans ma pratique de si exagérés, surtout les triangulaires, que je les ai gardés comme des curiosités ; j'en ai vu, de ces derniers, dont un angle était tellement allongé qu'il descendait jusque sur la partie supérieure et interne de la cuisse. Cependant, malgré l'incommodité, plus encore le dommage, qu'il cause au malade, ce mode d'écusson s'emploie journellement avec les autres, sans distinction. J'en ferai mieux connaître l'abus à l'article du *traitement*.

Pelotes anciennes et leurs garnitures.

109. La manière de rembourrer les pelotes qu'on adapte aux écussons est aussi, de la part des mêmes auteurs, un sujet de dissidence : les uns prétendent les mouler en bois ou en ivoire ; les autres, condamnant, à juste titre, les corps durs, penchent pour le liége ; beaucoup conseillent le crin, la laine ou la bourre. On se sert aujourd'hui presque exclusivement de ces deux dernières. Des contestations analogues s'élèvent à l'occasion du volume extérieur des pelotes. Convient-il qu'elles soient planes ou convexes, le tout avec quelques nuances intermédiaires en plus ou en moins?

Émis par des ouvrages destinés à l'enseignement, ces jugements contradictoires seraient plutôt capables d'égarer, si le genre de la hernie ne dictait l'unique marche à suivre.

La simplicité du traitement des hernies par la compression a nui à la confiance qu'il mérite.

110. Quoique la nature semble sans cesse révéler ses mystères par la régularité de ses actes, que de siècles il a fallu l'épier avant d'avoir une notion exacte de ses intentions et de ses ressources ! Qui nous dira chacune des hésitations qui ont signalé les premiers pas de la science? le nombre des expériences sollicitées pour étendre le domaine des découvertes? la multiplicité des problèmes tour à tour interrogés et résolus? Eh bien, que devient le traitement des hernies par la compression, au milieu de ce conflit? Il triomphe des temps et de l'influence des progrès intellectuels. Ne faut-il pas, en réalité, que ce soit le meilleur et le plus d'accord avec la raison?

D'après cela, n'était-il pas logique de se contenter de perfectionner un moyen aussi simple que positif, un moyen dont l'application, continuée suivant l'âge, la position du malade, suffisait, dans la majorité des cas, pour parvenir à la guérison? Chose étrange! sa simplicité a nui à la confiance qu'il devait inspirer. Plus un traitement est compliqué, plus il emprunte de pratique au charlatanisme, et plus il a de chance pour séduire le public.

L'empirisme est introduit sous diverses formes dans le traitement des hernies.

111. Il résulte de cette fâcheuse propension une infinité de recettes médicamenteuses pompeusement formulées. Celles-ci, provoquant la contractilité, ainsi que le rétrécissement des tissus, déterminent en même temps l'oblitération des ouvertures herniaires ; celles-là font espérer la rétraction des viscères relâchés. Parmi les substances qui entrent dans ces différentes recettes, plusieurs n'ont aucune vertu, la plupart sont choisies dans la classe des toniques, des astringents et des caustiques. L'usage en est conseillé, conjointement ou isolément, sous quatre formes, en boissons, en emplâtre, en cataplasme ou fomentations, et en poudre.

Ces auxiliaires n'ont pas d'influence appréciable sans le concours du traitement mécanique.

112. Toujours alliés à l'auxiliaire de la compression, les poudres, les cataplasmes, ainsi que les fomentations, ne déterminent aucun phéno·

mène distinct de l'effet du bandage. Les emplâtres n'ont pas d'attributs plus précis ; leur présence, plutôt préjudiciable, attire les humeurs à la peau, l'excorie et y porte l'inflammation.

En dépit de ces considérations, on a de la tendance à se persuader qu'il est donné d'agir à son gré sur la vitalité des organes internes par des altérations externes ; d'un souhait on a presque fait une conviction. La science n'a point de part dans ce préjugé ; il faut être très-crédule pour y croire, et s'inquiéter fort peu des déceptions auxquelles on s'expose.

Viennent ensuite les remèdes pris à l'intérieur, en forme de boissons. Le vin, qui en constitue assez ordinairement la base, prescrit par doses considérables, compromet la santé des personnes d'une complexion faible et irritable ; ingérés dans l'estomac, les liquides s'y décomposent ; les éléments séparés par l'acte digestif sont absorbés et transportés dans la circulation : aussi est-ce sur les humeurs en général, et non sur le tube intestinal en particulier, que ces boissons opèrent ; loin d'améliorer les chances du traitement, elles ne font que troubler les fonctions de l'organisme.

Du reste, l'emploi de chacune de ces recettes n'est point une innovation ; pour peu qu'on fouille dans l'antiquité pharmacologique, on les retrouve ordonnancées avec une destination semblable.

Les fastes médicaux des temps antécédents fourmillent de ces formules aux vertus imaginaires ; la complication, l'étrangeté, le merveilleux, en étaient les titres les plus méritants ; quelques-unes furent célèbres. Je citerai le spécifique que Louis XIV acquit, à prix d'argent, du prieur de Cabrières, spécifique autant déprécié que connu, mais qui, ressuscité de nos jours, trouverait encore des apologistes.

Ainsi c'est de ce vieux fonds de polypharmacie que les préparations modernes ont été en grande partie renouvelées. La spéculation, qui avait exploité l'ignorance, exploite à présent le goût de la nouveauté. Dans notre siècle de lumières, nous vivons presque d'intelligence avec les mêmes abus dont nous plaignons les siècles de ténèbres.

Opinion des auteurs sur les effets des médicaments relativement aux hernies.

113. Voici comment s'exprime à ce sujet Blégny, celui des auteurs anciens qui nous a transmis les recettes dont les spécifiques contemporains tirent origine (1) : « Quoyque dans ce cha-

---

(1) *L'Art de guérir les hernies,* p. 188 ; 1688.

« pilre on n'ait pas dû parler des bandages ni des
« brayers, il faut néanmoins, pendant l'usage de
« ces remèdes, en porter jour et nuit, qui retien-
« nent suffisamment la partie pour l'empêcher de
« tomber en aucune manière, car sans cela il se-
« roit inutile de mettre en usage aucune espèce de
« remèdes que ce soit. » Puis il ajoute (1) : « On a
« dû remarquer, dans l'ordonnance de M. de Ca-
« brières, qu'il avoit parfaitement compris que les
« plus efficaces remèdes seroient inutilement em-
« ployez pour la guérison des descentes, si les par-
« ties réduittes n'étoient exactement et continuel-
« lement assujetties au dedans, puisque, outre la
« situation qu'il a prescripte à cet effet, il a jugé
« qu'on devoit s'assurer d'ailleurs par l'application
« d'un bandage, et qu'il devoit même estre porté
« non-seulement pendant tout le temps de la cure,
« mais encore trois ou quatre mois au delà. En
« effet, en vain procureroit-on, pendant un temps
« considérable, aux fibres des anneaux tout le res-
« serrement qu'on sçauroit imaginer, soit par les
« remèdes locaux, soit par les poudres, et par
« les boissons corroboratives et resserrantes, si
« une seule impulsion momentanée les étendoit de
« nouveau, c'est-à-dire si l'épiploon et les boyaux,

_____

(1) Chap. 4, p. 217.

«qui sont naturellement vagues dans le bas-
«ventre, avoient, à quelque instant, la liberté de
«s'insinuer dans les anneaux ; car quand même ils
«ne les traverseroient pas entièrement, ils y fe-
«roient assez d'extension pour détruire, dans un
«moment, tout le resserrement qu'on auroit pro-
«curé. »

Deux cents ans se sont écoulés depuis que ces
observations ont été écrites. On voit que Blégny,
quoique sous l'ascendant de l'empirisme de son
époque, n'accorde, sans l'assistance d'un bandage,
aucun prix aux remèdes usités, pressentant leur
nullité absolue sans une contention permanente
qui, par contre, opère souvent à elle seule la guérison : c'est pourquoi il s'ingénia à l'avancement
du mécanisme herniaire.

Le temps et l'expérience n'ont apporté aucune
modification à la sagesse de cette opinion, et si
aujourd'hui nous attachons encore quelque valeur
à l'influence des compositions médicamenteuses
relativement à la cure des hernies, ce n'est véritablement que comme auxiliaires. Dans ce but, j'en
prescrirai quelques-unes qui produisent d'heureux
effets ; elles seront formulées à la fin de cette
2ᵉ partie, avec indication des cas et du moment
où il sera opportun de s'en servir.

J'ai dit précédemment de quelle importance fut
l'impulsion donnée par l'idée de placer un ressort

dans la bande circulaire des ceintures à pelotes à spirales.

Blégny en a fait ainsi mention (1) :

« Mais si l'assujettissement des parties réduites
« doit nécessairement estre aussi continuel que
« complet pour parvenir à une cure éradicative,
« ceux pour qui elle est entreprise ont du moins la
« liberté du choix sur les moyens de le procurer.
« C'est pourquoy M. de Cabrières, qui ne pouvoit
« connoistre dans la province que les bandages ou
« brayers communs (2), avoit eu raison de joindre
« à leur effet celuy de la situation contrainte qu'il
« a prescripte (3), puisqu'il est certain qu'entre
« ces bandages, ceux mesmes qui retiennent le
« mieux ne sçauroient empêcher que, dans les [di-
« verses flexions du corps, les parties ne traversent
« au moins les anneaux, quand même elles ne fe-
« roient pas d'extension ny de tumeur apparente.
« C'est ce qui pourra estre facilement compris par
« les chirurgiens qui réfléchissent sur la forme de
« ces bandages et sur la conformation de l'aisne.
« Mais c'est ce que les malades connoissent mieux
« par expérience, puisque ceux qui ont de fortes

---

(1) Page **219** du même ouvrage, article sur les *motifs
de la situation contrainte.*

(2) Les ceintures sans ressorts.

(3) D'être toujours debout ou couché.

« descentes éprouvent qu'ils ne les peuvent jamais
« retenir parfaitement par ces sortes de bandages,
« quelque forme qu'on leur puisse donner, et que
« ceux qui en ont de très-petites, et par consé-
« quent de très-guérissables, appliquent inutile-
« ment les plus sûrs remèdes lorsqu'ils ne font pas
« usage d'assujettissants plus efficaces. C'est pour-
« quoy, quand il n'est pas possible d'en recouvrer
« par artifice, il faut nécessairement suppléer à ce
« défaut par la contrainte, en se tenant continuel-
« lement et constamment debout ou couché, sui-
« vant l'ordonnance de M. de Cabrières. Mais
« comme cette contrainte est d'autant plus incom-
« mode que, pour certaines descentes curables, elles
« devoient estre soutenue pendant plusieurs mois,
« et quelquefois mesme pendant une année entière,
« et que d'ailleurs elle est moralement insoute-
« nable pour ceux qui ne peuvent se soustraire à
« leurs emplois, je me suis toujours proposé de
« trouver un moyen équivalent dans la propre
« forme des bandages, et c'est à quoi je suis d'au-
« tant mieux parvenu que ceux de notre manufac-
« ture résistent, dans les violents mouvements du
« corps, aux plus fortes impulsions des parties ré-
« duites, si efficacement mesme qu'il n'est pas pos-
« sible que, dans les actions les plus impétueuses,
« elles s'insinuent seulement dans le plus intérieur
« des anneaux. »

Les défauts des bandages avant l'addition d'un ressort y sont clairement démontrés. Des inconvénients aussi graves n'ont cependant pas détourné de reproduire ce mode de confection, mode qui ne tend rien moins qu'à nous reporter au temps des boursiers de Paris et à démentir d'une manière formelle le sentiment des gens instruits.

Résumé sur les divers traitements mis en usag epour la guérison des hernies.

114. De l'ensemble des matières relatives à l'histoire thérapeutique des hernies, il ressort un fait évident; ce fait consiste dans la supériorité du système contentif sur tous les genres de traitement préconisés jusqu'à ce jour. Si l'ignorance des époques antérieures, si la soif pécuniaire de notre siècle, ont cherché à lui opposer d'autres modes, la raison, apanage des esprits érudits et seuls compétents, lui assure la place qu'il mérite.

Un emploi sagement combiné de ce système nous le montre, dans le cadre des affections qui nous occupent, accomplissant envers l'humanité sa mission curative. Par lui, à l'aide de ses moyens, une compression judicieuse, calculée, maintient les viscères prêts à s'échapper, empêche la tumeur d'augmenter, rétablit dans les fonctions l'ordre primitif, et si quelque accident fait inopinément sortir la hernie, lui donne un degré de complication qui retarde ou fait douter de la guérison. L'entente du praticien assimile graduellement l'appareil aux péripéties de la maladie, rend celle-ci aisée à supporter, en retranche les souffrances, la soustrait aux redoublements d'intensité, aux dangers de l'étranglement, en un mot, la relègue dans la catégorie de ces infirmités qui accompagnent au tombeau sans y précipiter.

TRAITEMENT MÉTHODIQUE DES HERNIES.

Introduction.

115. Nous avons indiqué sommairement, dans la première partie, tout ce qui caractérise les hernies, depuis leur état simple, jusqu'aux divers changements qu'elles subissent, tant par leur accroissement consécutif, que par l'altération, survenant aux organes déplacés; les dangers auxquels elles exposent, les rapports qu'elles ont entre elles, et avec les tumeurs qui se forment aux mêmes régions ; les signes de la maladie, ses causes productrices et ses variétés.

La marche progressive qu'elle tend toujours à suivre, les accidents dont elle est accompagnée, l'impuissance où se trouve la nature d'en arrêter

seule le cours, sont autant de preuves de la nécessité de n'en confier le soin qu'à des mains
habiles.

Or, cette part des infirmités humaines passant
sous le patronage régénérateur de la science, il
ne peut plus suffire d'adapter sur la tumeur un
appareil pris au hasard, d'amuser l'imagination
par l'apposition de préparations insignifiantes,
d'abandonner à l'aventure les phases de la maladie; il s'agit d'ouvrir à la cure de cette affection
des voies sûres, intelligentes, en rapport avec l'es-
sor des connaissances actuelles.

Un tel dessein exige, en premier lieu, des études
raisonnées sur l'état pathologique des parties intéressées.

Insouciance des malades.

116. Malheureusement le vulgaire en ignore les
conséquences. Pour lui, peu importe l'impulsion
de la hernie; il ne voit que le gonflement qu'elle
produit, n'en considère nullement les suites, et
n'y mettant aucune réflexion, sans égards pour
sa position, il prend le premier soutien artificiel
qu'il rencontre, pourvu qu'il soit assez long pour
la circonférence de son corps; le reste l'inquiète
peu.

Voilà où se bornent assez ordinairement les

sollicitudes d'une grande partie des malades. Arrangés de la sorte , ils se croient en sûreté. Qu'en arrive-t-il? Que la réduction de l'organe n'étant, la plupart du temps, ni entière ni parfaitement maintenue au delà de l'ouverture interne du canal (voy. 11), la dilatation de ce dernier est entretenue par la présence de la portion restée, dans son intérieur, telle minime qu'elle soit, comme il en sera toutes les fois qu'on se servira d'appareils non préparés à l'avance, non appropriés au genre de la hernie, et à la conformation du bassin sur lequel il doit être posé.

Un malade, muni d'un bandage de cette espèce, n'en connaissant ni les vices ni les inconvénients, en dirigera l'emploi sans prendre d'autres conseils que ses sensations ; placera, déplacera le corps compressif, autrement dit la pelote , serrera ou relâchera la courroie qui le tient attaché, toujours dans l'espoir d'en être moins gêné et d'arriver à mieux contenir sa hernie. N'y parvenant pas, loin de s'en troubler et d'en demander la cause aux autorités compétentes, malgré que sa hernie s'échappe sous le bandage , il n'en continue pas moins l'usage ; attendu que, sans défiance sur son action contentive, il ne prévoit aucune des incommodités qui l'attendent tôt ou tard, selon qu'il y sera porté par des dispositions naturelles ou ses occupations ordinaires.

C'est encore en suivant cet exemple, en quelque sorte autorisé par l'habitude, que beaucoup de personnes, frappées à l'improviste par l'apparition d'une tumeur herniaire, ne consultent jamais aussitôt qu'elle se déclare. Guidées par un sentiment de honte, de pudeur ou d'indifférence, elles attendent que des événements graves les y contraignent.

Comment se fait-il qu'on attache si peu d'importance au traitement de cette maladie? Quand on connaît ses dangers, qu'on sait combien il serait facile d'en empêcher les progrès et même de la guérir, en vérité, on ne peut comprendre l'extrême négligence qu'on y apporte; car si elle présente des phénomènes alarmants, ils ne sont presque toujours attribuables qu'à l'imperfection des appareils, trop souvent adaptés sans autres informations du bien ou du mal qu'il peut en advenir. Aussi croyai-je rendre un véritable service au public, en lui signalant de semblables erreurs, erreurs déplorables en médecine, et cela précisément, lorsqu'il s'agit de l'affection qui semble le plus enclin à profiter de l'incurie pour s'aggraver de la manière la plus insidieuse.

Dans cette abnégation d'intérêts si chers, du bien le plus précieux, celui de la santé, est-ce donc qu'on se dissimule, ou ignore-t-on que la hernie la moins compliquée, par une circonstance imprévue, met tout à coup l'existence en péril ?

Il est du devoir d'un chirurgien consciencieux d'en avertir les malades, afin que, dégagés de ces sortes de préjugés, ils sentent la nécessité d'une meilleure direction.

Prolongation d'un bandage jusqu'à défectuosité.

117. Une considération regrettable, assez difficile à vaincre chez un certain nombre de personnes, introduit encore des retards dans les progrès de la cure : ce sont les frais qu'exige le renouvellement d'un appareil, dont il arrive qu'on prolonge la durée au delà du possible. Sans doute, par mesure d'économie ; l'extrême détérioration, où le jettent les vapeurs exhalées par le corps, le rend alors plus nuisible qu'utile.

Certainement, au milieu de tous ces abus, il y a de grandes exceptions ; mais elles n'infirment pas que mes observations ne soient justes. L'intention d'ailleurs en est louable : c'est celle de conserver, dans toute leur intégrité, les ressources offertes par l'art, la chirurgie herniaire ne pouvant s'accommoder ni être assujettie à cette parcimonie.

Obstination des malades.

118. Il y a pourtant des cas, heureusement assez rares, où viennent échouer les meilleures combinaisons; ces échecs sont moins provoqués par l'état défavorable du malade que par son impatience. Quelques-uns d'entre eux, et c'est à remarquer, préfèrent vivre avec un ennemi sans pitié, plutôt que de s'astreindre à l'observance d'aucun traitement, tel rationnel qu'il puisse être. Ils font, à la vérité, de premiers essais, que bientôt ils abandonnent, sous le prétexte de ne pouvoir suivre les injonctions prescrites.

Comment s'y prendre en pareilles circonstances, sinon d'en appeler au jugement, à la raison du malade, en lui démontrant, le plus catégoriquement possible, les funestes conséquences de son obstination? Eh bien! en dépit des explications les plus péremptoires, il n'est pas toujours facultatif au chirurgien le mieux intentionné de persuader les plus récalcitrants. Chacun est libre, il est vrai, de livrer son existence aux chances les plus désastreuses.

Mais ne vaudrait-il pas mieux apporter de suite un frein à la maligne influence de cette maladie, en suivant une méthode simple, purement mécanique, aussi peu dispendieuse qu'incommode, et dont le succès est toujours certain, que d'attendre qu'il survienne des complications dégoûtantes, difficiles à supporter, et quelquefois inguéris-sables?

Cette question, qu'aucune raison contraire ne peut invalider, met fin, je l'espère, à toute objection.

Récapitulation des changements opérés par le déplacement des viscères abdominaux.

119. En rappelant ici les altérations qui surviennent dans l'organisation du péritoine, dans celle des ouvertures, par l'effet de la pression des viscères sur les points correspondants de la paroi abdominale, j'ai voulu remettre encore une fois sous les yeux la manière dont se forme une hernie, donner une idée bien précise de ses variations.

La membrane péritonéale, recouvrant les viscères, est sans cesse en contact immédiat avec l'orifice interne des ouvertures; son tissu, quoique très-résistant, est cependant d'une grande extensibilité (voy. 9); les points les plus résistants, principalement ceux du bas-ventre, qui sont en face des ouvertures, n'étant protégés par aucun corps intermédiaire autre qu'un tissu cellulaire mou, spongieux, supportent non-seulement le

poids des viscères dans la station verticale, naturelle à l'homme, mais les efforts continus de leur
pression, excitée par la contraction des muscles
abdominaux et de la respiration; de sorte que la
surface circonscrite et correspondante à l'embouchure des ouvertures reçoit toutes les impressions
des organes (voy. 17).

L'élasticité de la membrane se prête à l'extension en réagissant avec énergie, selon la densité de
sa contexture; mais quand les causes qui peuvent
l'altérer s'exercent sur elle avec plus de véhémence
et presque sans relâche, ses fibres s'écartent, s'al-
longent, et entraînés par le poids de la portion
déplacée, l'un et l'autre vont remplir le vide de
l'entrée de l'ouverture elle-même, élargie par des
tentatives d'introduction sans cesse répétées, ce
qui établit un commencement d'altération dans
la structure des parties, altération d'ailleurs commune à tout principe de hernie lorsqu'elle n'est
pas la suite d'un accident, d'une chute, etc.

Une fois distendues, les fibres péritonéales, af-
faiblies sur ce point, ne réagissent plus sur la portion d'organe tendante à s'engager plus avant;
elles obéissent au mouvement expulsif.

L'ouverture, recevant la même impression, se
laisse traverser; alors le déplacement s'effectue
en proportion du peu d'obstacle qu'il rencontre.

Telle est la cause de la désorganisation de ces

parties, désorganisation toujours amenée mécaniquement par l'action elle-même des viscères abdominaux, et secondée par celle du système musculaire. On ne peut pas douter, d'après cela, que la dilatation ne soit entretenue par la présence des organes, et que l'augmentation en tous sens de la hernie ne provienne de la masse introduite, qui, aussitôt l'abandon, s'accroît spontanément ou insensiblement.

Il est donc rationnel de débuter par une contention mécanique en rapport avec l'action des causes productrices, c'est-à-dire de réagir sur elles, dans la mesure de leurs propres efforts, dès l'instant où l'altération ne fait que commencer.

On ne saurait trop revenir sur ce sujet ni donner trop d'explications pour fixer l'attention du malade sur le mécanisme de ce genre de lésion, et sur les troubles qu'elle détermine lorsqu'on ne saisit pas le moment propice d'y mettre un terme.

Considérations sur le traitement méthodique des hernies.

120. Le mot *méthodique* figure en tête de cet article pour donner à entendre que le traitement des hernies abominales auquel il est ajouté, étant subordonné à leurs différents caractères, doit tou-

jours être ordonnancé, suivant les cas, et assimilé à la condition, à l'âge, comme à la santé du malade.

Les hernies, prenant leur origine à la même source, ne se ressemblent chez tous les individus que dans le principe de leur formation ; passé ce temps, elles offrent des variétés d'autant plus grandes qu'elles s'éloignent de cette époque.

L'observation nous les présente sous trois conditions distinctes :

Dans la première, aucun obstacle ne s'oppose à la réduction ; les organes, facilement replacés et maintenus, restent libres. Cet état constitue le caractère simple et fondamental de ce genre d'affection ; on doit le considérer comme une lésion dont on peut sans peine arrêter les progrès et obtenir la guérison.

La seconde condition consiste dans la difficulté d'une réduction complète, difficulté provenant des adhérences contractées entre les parties elles-mêmes ou avec leurs enveloppes, sans cependant déterminer d'autres troubles que ceux des fonctions digestives et des incommodités (voy. 42).

La troisième, beaucoup plus à craindre, nous dénonce un accident grave, c'est-à-dire l'étranglement (voy. 50). Dans ce dernier cas, la rentrée des organes est souvent impossible, et les symptômes, soit aigus, soit chroniques, se déclarent avec plus ou moins de promptitude, selon les causes.

On voit, d'après cette démonstration patholo-gique, combien il est essentiel pour le traitement de ne pas confondre les signes, de bien saisir les phénomènes qui marquent la différence et indi-quent le passage de l'état simple à l'état com-pliqué.

Ces différences tiennent aux trois considéra-tions suivantes :

Aux ouvertures que traversent les hernies,

A l'espèce des parties déplacées,

Aux diverses altérations qu'elles éprouvent (voy. 48).

Explication du mot nature *d'une hernie.*

121. Nous avons dit que les premiers soins à prendre étaient de réduire la portion d'organe contenue dans la tumeur, ou de la soutenir arti-ficiellement si elle ne pouvait être soumise à cette opération, d'empêcher son accroissement lors-qu'elle est adhérente.

Mais procédant par ordre, avant de faire la des-cription du taxis, première indication à suivre, je ferai observer que les mots *nature* d'une hernie signifient la présence de l'intestin, ou celle de l'é-piploon séparés ou réunis dans la tumeur.

Réduction des hernies par l'opération du taxis.

122. L'opération du taxis, terme dont la signification latine équivaut à celle du toucher en français, a des règles subordonnées : 1° à la situation de la hernie, 2° à son volume, 3° aux parties qu'elle contient.

Si la tumeur est apparente à la région inguinale, la réduction s'effectue en divisant la hernie en hernie incomplète ou complète. Quoique contestée, j'emploie cette désignation.

La hernie incomplète ou bubonocèle ne forme sous la peau qu'une éminence peu élevée ; elle est circonscrite au trajet du canal. La réduction s'en opère facilement, même debout, surtout dans la hernie inguinale des deux sexes. Il suffit de la repousser avec les doigts pour la faire rentrer aussitôt. Le malade entend parfaitement cette petite manœuvre. Il n'en est pas de même pour la hernie crurale ; la réduction ne peut en avoir lieu que couché sur le dos, la cuisse un peu fléchie sur le ventre.

Lorsque la hernie inguinale est complète, les organes herniés occupent et tuméfient le scrotum chez l'homme, ou la grande lèvre de la vulve chez la femme ; alors la position horizontale est la seule convenable à la réduction.

Les autres tumeurs placées sur d'autres points de la surface du ventre sont distinguées, pour les résoudre par l'opération du taxis, en hernie réductible ou irréductible.

Lors de la hernie réductible, on se sert du même procédé, en se conformant toutefois aux directions des ouvertures (voy. 11).

Soins à prendre avant d'opérer.

123. Avant d'entreprendre la réduction d'une hernie, on doit faire uriner le malade, et vider l'intestin rectum au moyen d'un lavement. Si cette précaution n'est pas tout à fait indispensable, elle est du moins utile pour faciliter l'opération. En-suite on couche le malade sur le dos, en disposant le lit de manière que la tête, les épaules et le siége, plus élevés, forcent le corps à se courber un peu en dedans, et donnent aux muscles abdominaux et à ceux de la cuisse le plus grand relâchement possible. Cette attitude éloigne les intestins et l'épiploon de la paroi antérieure du ventre, les porte, par leur propre poids, sur la colonne vertébrale et les flancs. Ainsi posés, les viscères tirent naturellement à eux la portion engagée dans la tumeur, et par cette traction en protégent la rentrée.

Exercice du taxis dans l'entérocèle.

124. Ces dispositions prises, le chirurgien se placera le long de la partie extérieure de la cuisse, du côté de la hernie, soit debout, soit assis ou agenouillé, tantôt d'une façon, tantôt de l'autre, suivant les exigences de l'opération; il recommandera de ne faire aucun mouvement qui puisse exciter la contraction des muscles du ventre, comme parler, crier, tousser, éternuer, lever la tête, enfin toute espèce d'action capable de resserrer la paroi abdominale et d'apporter des entraves à la rentrée des organes.

La cuisse du malade un peu moins fléchie que celle opposée, un peu plus inclinée pour favoriser la dilatation des fibres aponévrotiques des anneaux, l'opérateur, tenant d'une main le fond de la tumeur, la tirera légèrement à lui pour la mettre en rapport avec l'axe de transmission, la pressera mollement avec les doigts sur toute sa circonférence, en la faisant remuer en tous sens pour hâter l'évacuation des gaz intestinaux et des matières stercorales qui se trouvent ordinairement dans l'anse de l'intestin hernié quand c'est une entérocèle.

Pendant ce temps, les doigts de l'autre main entoureront le col de la tumeur, près de l'anneau externe, soutiendront et mettront les parties en face de l'ouverture herniaire, en sorte qu'elles puissent s'y introduire successivement et sans encombre, car ce serait inutilement que l'on chercherait à les réduire toutes à la fois si l'on négligeait d'en circonscrire le diamètre.

Faute de ce soin, les organes pourraient s'étendre sur les bords de l'ouverture, sans qu'il soit possible d'en faire refouler la moindre partie dans l'intérieur. Il y aurait, de plus, à redouter que cette manipulation vicieuse vînt à les meurtrir et à provoquer l'inflammation. C'est donc partiellement et avec prudence, et surtout avec beaucoup de patience, que l'on doit tendre à ce but.

Néanmoins, si les tentatives ont été infructueuses, comme cela peut arriver dans quelques cas de hernies réductibles, anciennes et volumineuses, le travail peut être suspendu, pour laisser reposer le malade s'il éprouve un sentiment d'angoisse à la hernie par suite d'une longue pression.

Pour accélérer la rentrée de l'intestin, il serait nécessaire de reconnaître par le toucher la portion sortie la dernière; mais à travers les téguments épais, il est difficile de s'en rendre compte; l'intestin même s'y oppose par son croisement, et la main, placée sur le col de la hernie pour faciliter l'entrée de l'ouverture, n'en saisit la différence que par la perception du retour des gaz ou des matières refoulées dans l'intérieur par la pression qu'exerce l'autre main sur toute la surface de la tumeur, perception qui déjà suppose une grande habileté dans l'opération du taxis.

Si le doute cesse, en n'agissant d'abord que sur la portion sortie la dernière, pour peu qu'il en soit passé la moindre partie, le reste suivra bientôt, en faisant entendre une espèce de gargouillement.

Taxis de l'épiplocèle.

125. Quand l'épiploon seul forme la hernie, la manœuvre n'est pas la même; seulement on doit coucher le malade, comme il est enseigné plus haut.

Nous avons dit que l'épiploon s'allongeait en forme de cordon (voy. 47 et suiv.) pour traverser l'ouverture abdominale, qu'après l'avoir franchie il s'épanouissait sous la peau. Dans cet état, on pense bien qu'il ne pourrait être facilement réintégré dans l'intérieur de l'abdomen, telle chose que l'on fît pour l'y ramener. Il faut donc le diminuer, le presser avec les doigts, et par une sorte de pétrissage le forcer à rétrograder. Toute autre marche ne ferait que l'aplatir plus encore sur les bords.

Cette mesure est la seule convenable dans le taxis de l'épiplocèle.

Ce genre de hernie se manifeste plus fréquemment du côté gauche que du côté droit (voy. 29). Il est à remarquer que les personnes grasses en sont plus particulièrement atteintes. La tumeur en est aussi plus longue, plus difficile à réduire, et lorsque l'intestin et l'épiploon y sont réunis, le taxis, exécuté d'après les instructions données pour chacun d'eux séparément, doit commencer par l'intestin. Il importe de ne pas s'y tromper.

Manière de reconnaître la présence de l'intestin et celle de l'épiploon.

126. On reconnaît l'intestin, à travers la peau, à sa rénitence, à son élasticité ; l'épiploon, à ses bosselures, à sa consistance molle et pâteuse (voy. 32). Le premier cède assez aisément ; le soulagement qu'en éprouve le malade annonce qu'il ne reste plus que le second dans la tumeur. Pour le résoudre à son tour, il faut y mettre infiniment de réserve ; il serait même plus prudent d'y renoncer pendant quelques instants que de s'exposer à blesser les parties par un maniement trop prolongé, dans l'espoir d'une résolution complète. D'ailleurs la portion restante rentre souvent d'elle-même à l'aide de quelques applications topiques.

Dans cette opération, le point principal est d'observer les directions oblique, directe, verticale ou perpendiculaire, offertes par l'axe des ouvertures qui ont livré passage.

En voici la preuve :

Au début d'une hernie inguinale, le trajet du canal, dont la portion de viscères engagée occupe toute l'étendue, conserve son obliquité du flanc au pubis, ou, pour m'exprimer plus clairement, de dehors en dedans, et de haut en bas. Pour réduire la saillie oblongue qu'elle trace sous la peau, il ne s'agit que d'une légère action répulsive dirigée de bas en haut et de dedans en dehors.

Mais si la tumeur toute récente reste sans soutien contentif ou si elle est mal maintenue, les organes se prolongent dans le scrotum ; l'augmentation de leur masse dilate le canal, en détruit l'obliquité par l'éraillement de son orifice interne, et ils descendent presque directement de haut en bas et d'arrière en avant ; alors on ne peut plus les résoudre qu'en les reportant dans le sens de leur sortie.

Réduction de la hernie crurale.

127. Dans l'ouverture crurale, les viscères pénètrent en parcourant une direction presque verticale de haut en bas et légèrement inclinée d'avant en arrière. Tant que la tumeur est d'un petit volume, elle s'aperçoit à peine à l'orifice externe du

canal. Si l'on est bien sûr que c'est une hernie, il
suffit, pour la réduire, de la repousser de bas en
haut, en suivant la même ligne.

Dès qu'elle grossit, ce n'est plus la même chose;
le fond et le corps de la hernie remontent et s'é-
tendent transversalement dans le pli de la cuisse,
où elle forme une élévation oblongue. Par cette
déviation, le col du sac péritonéal, qui contient
les parties déplacées, se trouve plié à angle droit,
pour ainsi dire sur lui-même, en manière de Z.
On conçoit, d'après cela, qu'il serait impossible
d'en faire la réduction d'avant en arrière. Si on la
tentait, le col du sac se courberait davantage encore, et pour peu que l'on mît de l'obstination à
persévérer dans cette fausse voie, de grands dés
ordres pourraient s'ensuivre.

Le meilleur moyen est donc de ramener adroi-
tement le fond et le corps de la tumeur de haut en
bas en la faisant descendre verticalement, afin
d'effacer la courbure du col du sac, et d'obliger
ainsi les organes à reprendre de bas en haut le
conduit de transmission par lequel ils se sont
échappés.

D'après cet exposé fort simple sur la réduction
de la hernie crurale par l'opération du taxis, il
serait à supposer que ce serait la chose la plus facile à exécuter; elle est pourtant celle de toutes les
hernies abdominales qui non-seulement offre le

plus de difficultés, mais demande le plus de connaissances anatomiques.

Réduction de la hernie ombilicale.

128. Les autres tumeurs, soit de l'ombilic, soit
de l'écartement des fibres aponévrotiques de la
ligne blanche ou des fibres charnues des muscles
de cette paroi, la résolution s'en opère en suivant
la ligne perpendiculaire des ouvertures. Sur ces
régions, les viscères n'ont à traverser aucun canal; tant qu'ils seront libres d'adhérences avec
leurs enveloppes, ils rentreront aisément, le corps
étendu sur le dos, comme dans les cas précédents.

On emploie les mêmes moyens pour les tumeurs
qui se présentent, en dehors du trou ovalaire,
dans le vagin ou au périnée; mais pour de telles
affections, il serait sage de s'en rapporter aux avis
des sommités chirurgicales.

Ce sont là les règles les plus généralement adoptées pour la réduction des hernies abdominales.
En ce qui concerne l'action manuelle, elles ne
sont pas tellement précises qu'elles ne puissent
être modifiées au gré de l'opérateur. Toutes les
particularités, tous les incidents, qui s'y rappor-
tent, ne pouvant être ni prévus ni décrits, je n'ai
donné que les préceptes principaux, persuadé que,
dans l'opération du taxis comme dans toutes les

autres, le succès ne dépend que de l'adresse de la main qui l'exécute, chacun s'y prend à sa manière; elle est bonne dès qu'elle réussit.

Au surplus, la description la plus exacte en apprend moins que la pratique; seulement les personnes inexpérimentées devront être prévenues qu'il est très-dangereux de froisser les organes par de violents efforts, et cela dans l'intention de triompher de la résistance. L'amour-propre mis en jeu, dans ces sortes de cas, peut devenir funeste aux malades, qui souvent payent fort cher un sentiment de ce genre, presque qualifiable de cruauté. C'est surtout dans l'incarcération des parties qu'une lutte semblable serait à craindre.

***

AGENTS COMPRESSIFS.

Le but principal est dans le maintien de la réduction.

129. L'opération du taxis terminée, la résolution obtenue, il doit être passé à la seconde indication, qui est de maintenir les hernies *réduites* d'une manière *précise* et *invariable*, condition sans laquelle toute guérison est impossible. Mais aussi le choix de l'appareil destiné à cette mission est-il donc sans importance ?

Il ne faut pas être doué d'une capacité sans égale

pour comprendre que les hernies, qui ne respectent ni l'âge, ni le sexe, ni aucun des rangs de la société, qui présentent tant de variétés, tant de différences dans leur nature, dans leur volume, dans le désordre qu'elles produisent, puissent être livrées sans danger aux ressources d'une action contentive que le hasard seul détermine.

Qualités des appareils.

130. Voici ce qu'en pensent les écrivains de toutes les époques :

« Pour contenir avec sécurité une hernie réduite, « quels que soient le caractère et le développement « chez tel ou tel sujet, il faut que l'appareil soit « confectionné sur des règles précises relativement « au contour des hanches, à la force de pression « sur l'ouverture, et que la matière qui le compose remplisse parfaitement l'intention du chirurgien. »

« Il faut, ajoutent les mêmes praticiens, et sur « cela ils sont tous d'accord, que le ressort dans « lequel réside toute l'action qui doit être communiquée à l'ouverture herniaire soit contourné « de façon qu'il s'applique exactement sur tous « les points de la circonférence du bassin, qu'il « s'adapte aux inégalités du corps, à son état de « maigreur ou d'embonpoint. »

La pelote fixée sur l'écusson du ressort exige aussi, dans sa forme, dans sa dimension, des nuances en rapport avec le volume de la tumeur, avec l'étendue de la région sur laquelle elle est placée. Destinée à transmettre la résistance sur les ouvertures dilatées, aux ressorts brayers, elle est ajustée à l'extrémité qui entoure la hanche du côté malade; aux ressorts dits *anglais,* elle repose sur un écusson vissé; aux autres, cet écusson est simplement réuni avec mobilité par un pivot.

Dissidences dans la longueur des ressorts.

131. On ne s'accorde pas généralement sur la longueur du ressort. Je ne reproduirai pas ici les raisons émises par les différents auteurs pour justifier leur préférence : toujours est-il que les uns veulent (et c'est le plus grand nombre) que le cercle n'entoure que les sept douzièmes de la circonférence. Ils se basent sur l'impossibilité d'établir un point d'appui solide ailleurs que sur la portion lombaire du tronc diamétralement opposée à la résistance que présente la plaque de l'écusson ; ils pensent, avec raison, que la prolongation de la branche postérieure serait non-seulement inutile, mais gênante.

D'autres prétendent que le point d'appui doit s'étendre jusqu'aux deux tiers, en traversant l'épine dorsale; enfin ceux qui s'imaginent avoir prouvé géométriquement que ces longueurs sont insuffisantes à l'action du ressort brayer pour le maintien de la hernie en prolongent l'étendue jusqu'aux dix douzièmes du bassin, en recourbant l'excédant de façon à embrasser le contour de la hanche du côté opposé. Ces dissidences datent de loin; elles viennent sans doute du défaut de connaissances dans ce genre de fabrication.

Quant à moi, j'ai toujours remarqué que les meilleurs résultats étaient obtenus par l'action d'un ressort de sept douzièmes de longueur, ajusté dans ses courbes d'après la forme extérieure du bassin : aussi le préférai-je à tout autre dans les hernies simples.

Ressorts dits anglais.

132. Les ressorts dits *anglais* sont d'un genre différent; ce sont des cercles d'une égale épaisseur, avec lesquels on entoure les huit douzièmes de la circonférence; ils ont une pelote à chaque bout attachée par une vis : l'une, ronde, plate et matelassée, est placée à l'extrémité postérieure du ressort, elle sert de point d'appui sur le dos; l'autre, ovale, plus bombée, est ordinairement en bois, recouverte d'étoffe de laine; celle-ci doit être con-

figurée conformément à la hernie, par la raison qu'elle est chargée de s'opposer à la sortie des organes ; la courbe sur champ de ce ressort est en ligne droite, et suit moins rigoureusement les iné- galités du corps.

Le ressort anglais, chantourné à son extrémité antérieure avec une légère torsion, un peu inclinée en dedans, est préférable à ces derniers ; son ap- plication n'est pas la même. Il s'ajuste sur la hanche du côté opposé à la hernie ; ses branches, munies de pelotes, se posent l'une sur la masse charnue des lombes, près du sacrum, l'autre en passant par-dessus la symphyse du pubis sur la région inguinale, de sorte que la résistance et le point d'appui exercent leur action sur deux points dia- métralement opposés.

Ce ressort agit absolument comme une pince, qui ne saisit les objets que par les deux bouts. Quoique très-connu et employé, il ne me paraît pas offrir des priviléges tels qu'on ne puisse lui préférer la simplicité du brayer, tout aussi effi- cace dans ses effets.

Moyens métriques propres à la confection des appareils.

133. Longtemps réduit au seul guide usité dans la pratique herniaire, bien des fois je me

suis trouvé dans l'embarras pour connaître le degré d'action des appareils que j'employais. N'ayant pour cette estimation d'autres ressources que celle d'ouvrir le ressort avec les mains (1), sans distance limitée, je ne pouvais juger qu'indistinctement de la force nécessaire au maintien de la hernie : elle pouvait donc être ou trop violente ou trop faible, écueils difficiles à distinguer *a priori*. Trop violente, nous avons vu (voy. 42) les effets de compressions vicieuses ; trop faible, les organes déplacés s'échappent et sont froissés par la pelote. En conséquence, une lacune existait, obstacle opiniâtre qu'il fallait vaincre, sous peine de rester stationnaire.

Cette lacune consistait dans l'absence d'une méthode invariable, rigoureusement supputative des dispositions à assigner, selon les cas, à chaque bandage. Certes, on ne pouvait prétendre à ce but avec le ruban de fil divisé en centimètres, mesurage borné, qui ne sert uniquement qu'à établir par chiffre le tour du corps, mais rien concernant la conformation individuelle. Il était donc indispensable, et sur ce point tous les praticiens sont unanimes, d'être dirigé dans cette opération par

---

(1) C'est ainsi que font les fabricants bandagistes pour savoir les degrés de force de leurs ressorts.

des règles qui, tout en déterminant la force de réaction d'un ressort, donnent en même temps la courbure du bassin, son contour et ses inégalités. Cette régularité d'exécution , amélioration manifeste, ne peut s'obtenir qu'en prenant sur le corps l'empreinte de la partie sur laquelle le bandage doit être appliqué. Juville (1), Béclard, et le professeur Jules Cloquet (2), en reconnaissent tellement l'utilité, que dans leurs ouvrages ils engagent expressément les bandagistes à se pourvoir de mannequins sur lesquels ils leur soit facultatif de préparer les appareils; préparation encore insuffisante, vu la diversité des organisations.

De plus, pour que la résistance ne fût pas décomposée, il fallait que, tout en s'adaptant symétriquement au contour de la partie malade , le ressort n'appuyât que sur deux points distincts. Pour en venir là avec connaissance de cause, il fallait pouvoir le peser, en mesurer l'étendue, et d'après la distance donnée, en estimer la force compressive, comprise dans l'éloignement de ses branches.

C'est ainsi que j'ai cru devoir interpréter le

---

(1) *Traité des bandages herniaires*, p. 66; 1786.
(2) Traduction du *Traité des hernies* de Lawrence, p. 72; 1818.

conseil de nos maîtres, et engager la chirurgie
herniaire dans des voies plus stables, jusqu'alors
négligées. Une semblable espérance était bien faite
pour concentrer mes méditations et encourager
mes efforts. Je suis d'autant plus autorisé à le
penser, que, depuis plusieurs années, l'usage de ce
système métrique, fruit d'une longue expérience,
m'a valu, même dans des conditions très-difficiles, des succès auxquels je n'aurais pas dû prétendre, si j'eusse continué à me servir des moyens
ordinaires.

Et d'ailleurs pourquoi apporterait on plus d'indifférence, moins d'ordre et d'exactitude, dans la
confection des appareils herniaires que pour ceux
de tout autre cas de chirurgie? Personne, j'en
suis sûr, n'oserait admettre en thèse générale un
pareil principe. Ce n'est pas parce que ces affections se montrent d'abord sous des apparences
moins hostiles qu'il faut en déduire qu'elles obligent à une observance moins rigoureuse, à des
soins moins assidus. Peut-être s'en astreint-on,
dans la crainte d'habituer le malade à une sollicitude qui entraînerait inévitablement une grande
perte de temps, perte de temps à laquelle, en général, on ne demande pas mieux d'échapper dans
notre siècle, où l'on ne vise qu'au positif.

Métrographie herniaire.

134. Ce système métrique, disposé pour venir en aide à la pratique, donne : 1° le tracé des sinuosités du contour du bassin, 2° son épaisseur diamétrale du point d'appui à l'ouverture de la hernie ; 3° établit la résistance convenable à la tumeur ; 4° harmonise la puissance du ressort au degré voulu pour l'action compressive, calculée pondériquement ; de sorte qu'un instrument herniaire, ordonné sur de telles mesures, ne peut manquer, dans aucun cas, de remplir le but que la chirurgie herniaire la plus scrupuleuse se propose d'atteindre dans son application.

La première et la seconde planche, où sont tracés deux torses, démontrent la manière d'employer sur le sujet malade le système métrique dont il est question.

Avec ce moyen, tout homme de l'art, et même toute personne, pourra prescrire en peu de temps aux mécaniciens bandagistes les conditions expresses d'un appareil herniaire pour chaque cas particulier, et cela avec une précision presque mathématique ; il pourra, en outre, s'assurer lui-même si ses intentions ont été régulièrement observées par l'ouvrier.

En harmonie avec les exigences du traitement,

cette nouvelle méthode annihile les chances de l'imprévu, si redoutables en ce qui concerne l'action mécanique, avantage qui ne peut manquer d'être apprécié partout où l'on voudra se rendre utile ou exercer avec conscience et habileté.

Dispositions des corps compressifs.

135. La chirurgie herniaire, encore aujourd'hui, semble avoir négligé de déterminer d'une manière précise la figure des pelotes à bandages. On peut en juger par celles dont on sert indifféremment dans la pratique, où il est à regretter qu'aucune convenance ne soit souvent gardée.

Ce n'est pas que quelques ouvrages spéciaux ne renferment à cet égard des documents précieux ; mais ils ne sont pas toujours consultés, et que ce soit tolérance ou ignorance des vrais principes, l'agent sur lequel reposent tous les bénéfices du traitement n'est pas moins livré à toute l'excentricité de l'arbitraire.

Cette partie essentielle du bandage produit sur les ouvertures des impressions dépendantes de la matière dont elle est composée, de la forme, des dimensions et de l'épaisseur qu'on lui donne.

Sa dimension, circonscrite à la région plutôt qu'au volume de la tumeur, n'oblige pas à des limites tellement rigoureuses qu'on ne soit auto-

risé à s'en écarter dans quelques circonstances.
L'altération des parties en est alors la gouverne.

Par exemple, lorsque les téguments sont flasques, minces, relâchés et considérablement amaigris, dans cet état d'émaciation, d'appauvrissement des membranes aponévrotiques et de la peau qui les recouvre, il convient d'étendre la surface de la pelote un peu au delà du contour de la région affaiblie, sans cependant le dépasser au point de nuire, ainsi qu'on le fait ordinairement dans ces sortes de hernie, ce qui oblige le corps compressif à peser sur des insertions musculaires susceptibles, au moindre mouvement, de le déranger.

Composition de la pelote.

136. Les ressorts n'ont d'effets salutaires sur les tumeurs herniaires *réduites* que par l'intermédiaire d'un corps compressif que l'on nomme *pelote.*

Généralement envisagé comme une force que l'art propose en aide aux points affaiblis des parois abdominales, le ressort doit céder et en même temps résister avec une parfaite élasticité, et sa forme modifiée de telle sorte que la puissance qui réside en lui n'entrave en aucune manière les mouvements du corps.

La pelote a une fonction plus délicate et plus difficile; elle est le moyen d'application de la force que le ressort transmet en suppléant à celle qui lui manque; elle est, pour ainsi dire, l'instrument de cette force; elle est comme un organe artificiel inventé pour remplacer en un point l'organe naturel. Il faut donc qu'elle soit souple comme la portion des tissus vivants qu'elle représente; il faut qu'elle semble continuer les tissus voisins sans les blesser ou les irriter au point de contact, tout en appuyant continuellement sur eux. Enfin, pour être parfaite, la pelote, sans jamais s'altérer, doit exercer sur l'orifice herniaire une pression intelligente, comme le ferait la main du malade s'occupant sans cesse à retenir les organes tendant à se déplacer.

Si l'on cherche ces qualités dans celles dont on se sert habituellement, la déception devra être complète. Formées par la bourre, la laine ou le crin, tout le monde sait qu'elles se tassent, s'agglomèrent promptement; maculées, imprégnées par la sueur, elles rentrent dans les corps durs et ne produisent nullement les effets attendus.

Pelotes remplies d'air.

137. Pour obvier à ces inconvénients, j'ai substitué l'air à la bourre, au crin et à la laine; j'emploie des pelotes en caoutchouc pur, préparé de manière que ses parois, assez épaisses, résistent à deux ou trois atmosphères d'air introduit, et dont la forme et la dimension calculées s'adaptent entièrement à celles de l'écusson du ressort sur lequel elles sont placées.

Arrivé à ce point, ce procédé serait encore incomplet si, par l'ajustement d'un bouchon fixé à l'écusson et celui d'une pompe foulante ou d'un chalumeau (1), je n'avais obtenu la facilité de remplacer, d'augmenter ou de diminuer l'air au besoin. On peut donc, *à volonté,* en changer la résistance en accumulant dans son intérieur un volume d'air plus ou moins considérable (2).

Cette pelote est élastique sur tous les points. Lorsque, soutenue par un ressort bien ordonné, elle est appuyée sur une hernie réduite, elle se moule exactement sur les parois, se soumet aux vacillations des tissus les plus résistants, et soutient ceux qui tendent à se dilater. Si les efforts musculaires cherchent à forcer le passage, le centre de la pelote s'affaisse, tandis que sa circonfé-

---

(1) Voir la 3e planche, à la fin de cet ouvrage.

(2) Les pelotes *en caoutchouc,* durcies par le froid, reprennent leur douceur et leur élasticité naturelles en les exposant quelques instants à une douce chaleur.

rence, fortement tendue, résiste et se refoule par un mouvement concentrique, aussitôt la première impulsion ralentie. On le voit, c'est une lutte perpétuelle entre les organes prêts à s'échapper et la pelote qui les retient.

Présentées à l'Académie de médecine, les pelotes à air en ont eu l'entière approbation. La discussion soutenue à leur sujet par MM. les professeurs J. Cloquet, Velpeau, Paul Dubois, et feu Sanson, chirurgien de l'Hôtel-Dieu, est toute en leur faveur. En voici le résumé.

Rapport de l'Académie de médecine sur les pelotes à air.

138. M. J. Cloquet, rapporteur : « Une pe« lote à bandage, pour remplir parfaitement son « objet, doit exercer sur l'ouverture par où ten« dent à s'échapper les viscères une pression à la « fois douce, uniforme, constante et graduée. On « conçoit donc de quelle importance est ici la forme « et la matière de l'instrument. Les pelotes ordi« naires, formées d'un fond de bois, recouvertes « de cuir, et rembourrées de crin, ont le grave « inconvénient que, par l'usage prolongé, elles « se tassent, se durcissent, et tendent à excorier la « peau. La compression qu'elles exercent alors est « à la fois très-pénible et peu efficace; tandis que

« les pelotes à air, qui peuvent se vider et remplir
« à volonté, à différents degrés, ont la propriété
« d'exercer une pression douce, élastique, et par
« conséquent constante et graduée, selon les efforts
« des viscères pour s'échapper.

« Il y a là une nouvelle élasticité ajoutée à celle
« du ressort d'acier du bandage. Nous les avons
« mises à l'épreuve sur plusieurs individus af-
« fectés de hernies, qui ne pouvaient supporter les
« bandages ordinaires et qui se sont parfaitement
« bien trouvés de ceux-ci. Par leur nature même,
« les pelotes ne sont susceptibles d'aucune altéra-
« tion, quelque prolongé qu'en soit l'usage. »

Feu Sanson, chirurgien de l'Hôtel-Dieu : « Pour
« contenir une hernie, on demande bien moins
« une forte pression qu'une pression ménagée et
« qui se moule en quelque sorte sur les parties.
« Or, c'est ce qu'on ne peut obtenir avec les pelotes
« ordinaires. C'était pour arriver à ce but que plu-
« sieurs personnes avaient imaginé de placer en-
« tre les téguments et la pelote un sachet rempli
« de poudre aromatique ou de son. Les nouvelles
« pelotes, en vertu de leur molle élasticité, rem-
« plissent ces conditions, sont toujours prêtes à
« s'adapter aux ouvertures herniaires et aux par-
« ties voisines, à remplir les cavités, à recevoir
« les saillies, et à donner, en un mot, la pression
« la plus exacte possible.

« Nous avons essayé ces pelotes ; la vacillation
« dont elles jouissent est une chose excellente.
« Pourquoi veut-on toujours une pression forte?
« C'est que les moyens manquaient de l'avoir bonne
« et valable. Aussi quelquefois on presse si forte-
« ment qu'on cause des douleurs intolérables, que
« les téguments s'excorient, et que les os mêmes
« en sont déformés. Avec les pelotes à air, on
« n'aura aucun de ces inconvénients. »

M. le professeur Velpeau : « Les pelotes en caout-
« chouc à air ont sur les autres bandages un im-
« mense avantage. En effet, si ces pelotes sont
« bien appliquées sur l'anneau, chaque fois que
« l'intestin fera effort pour sortir, il repoussera l'air
« du centre de la pelote à la circonférence, et de là
« une résistance à la hernie bien supérieure à celle
« que nous offrent tous les bandages connus jus-
« qu'à présent, etc. etc. »

Introduction de l'air dans les pelotes.

139. Comme il était possible que l'air renfermé
dans les pelotes pût à la longue s'altérer, j'y ai
suppléé par un mécanisme assez ingénieux, que
l'on trouvera représenté sur la 3ᵉ planche des des-
sins annexés à cet ouvrage.

Voici d'ailleurs comment il faut s'y prendre
pour renouveler l'air, l'augmenter ou le diminuer :

On met d'abord la clef dans les entailles du petit bouchon placé sur l'écusson de la pelote; avec la clef, on tourne le bouchon, de droite à gauche, un seul tour. Quand il est ouvert, on ôte la clef, et on visse le bec de la pompe dans l'écrou de l'embouchure du bouchon.

Cette première opération terminée, avec la main gauche on soutient la pelote réunie à la pompe (fig. 1), tandis que de la main droite on fait mouvoir le piston qui pousse l'air dans la pelote.

Les mouvements de va-et-vient du piston doivent être égaux et précipités, pour qu'à chaque coup une nouvelle colonne d'air s'introduise. On y parvient aisément en tirant fortement le piston au-dessous des trous d'aspiration, qu'il faut avoir soin de ne pas boucher avec les doigts en tenant la pompe.

Dès que la pelote sera remplie au degré convenable, on ferme le bouchon avec la pompe restée dans l'écrou, en tournant de gauche à droite.

Avant de l'en retirer, on remet la clef dans les entailles pour fixer le bouchon, afin qu'il ne soit imprimé à ce dernier, au moment de la séparation avec la pompe, aucun dérangement qui puisse favoriser l'échappement de l'air.

Si, au lieu de la pompe, on préfère se servir du chalumeau, il faut agir, pour ouvrir et fermer le bouton, absolument comme avec la pompe.

Cette manœuvre, facile à exécuter, doit être scrupuleusement observée pour conserver et renouveler l'air dans la pelote. Avec un peu d'attention et de bonne volonté, le malade lui-même, ou ceux qui l'entourent, acquerront bien vite toute la dextérité nécessaire pour faire mouvoir ce mécanisme si simple, auquel, du reste, on n'a recours que rarement.

Perfectionnement des pelotes à air.

140. Lorsque je m'attachai d'esprit et de cœur au développement de cette innovation, j'ignorais entièrement qu'il eût été fait précédemment des tentatives du même genre ; ce n'est que longtemps après, en consultant les ouvrages anciens, écrits sur la chirurgie herniaire, que j'y vis le même principe consigné et appliqué au même but.

On se servit d'abord, pour le mettre en œuvre comme récipient de l'air, de la peau de baudruche, d'une vessie desséchée ; mais bientôt, s'apercevant de leur défectuosité, un médecin italien, en 1787, eut l'idée d'y substituer la gomme élastique.

Cette substance était alors peu répandue, à peine connue, personne n'avait encore songé à la propager dans les arts ; aussi l'inventeur eut-il à combattre des difficultés qu'il ne put résoudre, et fut-il forcé d'employer, sans autres préparations, les bouteilles brutes et informes de caoutchouc que lui livrait le commerce; de sorte qu'il ne se trouvait presque jamais en rapport de forme et d'étendue avec les tumeurs herniaires; puis encore, lorsqu'une de ces pelotes, bouchée simplement avec un *lien de fil,* venait à s'affaisser ou à se vider, il n'avait d'autre remède à y opposer que celui de la remplacer. Des embarras de cette nature expliquent pleinement leur abandon et leur oubli.

Cependant, par ses propriétés exceptionnelles, la gomme élastique devait mériter en cela la préférence. Je le pressentais si vivement que, dès mon abord dans l'exercice de cette spécialité, entrevoyant des changements utiles, j'employai cette matière à la confection de tous mes instruments de chirurgie, m'associant ainsi à l'élan général, tendant à l'introduire dans une infinité de produits industriels.

Depuis lors, quelques essais étrangers à ma fabrication ont pu peut-être autoriser à déprécier ce mode de compression en attaquant non son principe, mais sa solidité; le temps en a fait justice, et maintenant, dégagé de toutes les entraves qui m'ont été suscitées par une concurrence éphémère, je viens, avec l'entière conviction de la su-

périorité de mes procédés, les présenter de nouveau à l'expérience journalière de la thérapeutique
chirurgicale.

Pelotes gélatineuses en caoutchouc.

141. Lorsqu'il y a lieu, je change d'auxiliaires ;
je fais introduire dans mes récipients de caoutchouc pur, au lieu d'air, une nouvelle composition gélatineuse très-flexible, inaltérable à l'usage,
et dont les avantages pour la cure pourraient presque rivaliser avec ceux des pelotes remplies d'air,
si, à leurs qualités incontestables, on pouvait joindre la légèreté de ces dernières.

Les pelotes en gélatine sont aussi fort douces,
d'une surface régulière, d'une souplesse uniforme
et constante, et d'une longue durée ; elles sont
d'un grand secours pour contenir les hernies volumineuses, devenues difficiles par suite d'une
extrême dilatation, période où il n'y a guère d'autres ressource que celle de la contention permanente. Les personnes dont la sensibilité excessive
des parties ne peut supporter aucune pression
dure trouvent dans leur emploi un bien-être, un
soulagement véritables.

Les épreuves, leurs bons résultats, justifient
pleinement les demandes successives qui m'en sont
faites, et certes je puis dire qu'après les pelotes

gonflées par l'air, cet agent compressif est le plus recommandable de tous ceux préconisés jusqu'à ce jour. J'ai d'autant plus le droit de m'exprimer ainsi et de me féliciter de cette nouvelle découverte, qu'il n'en existe aucune en ce genre que je ne connaisse et que je n'aie essayée.

Volume des pelotes.

142. On entend par le volume des pelotes leur épaisseur et leur dimension.

Dans la compression méthodique, l'épaisseur varie selon qu'elles doivent présenter une surface plus ou moins convexe. Les nuances en sont gardées et déterminées, suivant les cas, par l'expérience et le tact du chirurgien.

Les efforts des viscères de dedans en dehors élargissent les ouvertures. Pour opposer une digue à la distension de leurs parois environnantes, la compression doit embrasser au moins la totalité de la partie détériorée, et agir également sur toute sa circonférence, de façon qu'elle soit protégée de toutes parts, sans cependant dépasser le contour de la région.

La convexité d'une pelote est toujours nécessaire, puisque sa mission consiste à remplir une cavité dont l'élévation diffère en raison de la profondeur. Chez les sujets gras, il faut qu'elle soit assez bombée pour pénétrer jusqu'à l'embouchure de l'anneau externe, à travers un tissu cellulaire quelquefois très-épais, qui, par ce moyen, se trouve refoulé du centre à la circonférence. Partant de cet embonpoint pour arriver à la maigreur, il n'y a pas de doute que les proportions de la pelote devront être modifiées sans en venir à une surface plate. Le siége commun des hernies, quel que soit l'amaigrissement du malade, offre toujours un creux débilité dont les alentours ont besoin d'être soutenus. C'est pourquoi je conseille une convexité en rapport avec l'espace à remplir.

Dimensions de la pelote.

143. La longueur et la largeur de la pelote méritent une attention toute particulière.

Cet article me donne l'occasion de revenir sur les écussons triangulaires à *bec fort allongé.* Appliqués sur une hernie inguinale, leur pointe comprime la partie antérieure de l'os pubis; leur bord supérieur, le bas-ventre. Dans les mouvements de la marche, dans la position assise et d'autres encore, l'action des muscles, agissant sur le bec de la pelote, écarte cette dernière, lui fait former un vide par lequel le déplacement peut avoir lieu; il s'ensuit qu'une réduction complète et permanente est impossible avec un corps compressif de cette forme et de cette grandeur.

Ce fait mécanique, facile à vérifier, n'est pas compris par beaucoup de bandagistes ; quelques-uns prétendent même que la pression du bec de la pelote sur le col du sac herniaire en détermine mieux l'oblitération. Sans doute, en produisant cette allégation, ils n'ont pas réfléchi à la distance qui existe entre ce point comprimé et l'orifice externe de l'ouverture ; ils oublient aussi peut-être que les parties herniées, en y séjournant, entretiennent la dilatation des anneaux et y constituent la hernie interstitielle.

En outre, dans les commencements d'adhérence entre les parois du col du sac, si malheureusement quelques efforts intérieurs parviennent à vaincre la résistance de cette portion mal fermée, les organes, en la franchissant, peuvent s'étrangler. Mais en supposant que cette adhérence soit assez solide pour résister, doit-on croire à une cure radicale ? Non ; car un nouveau prolongement du péritoine, s'établissant au-dessus de l'oblitération, à tout moment peut faire surgir une nouvelle hernie.

Je ne pense pas, d'ailleurs, qu'il soit raisonnable de compter sur une guérison obtenue par l'oblitération du col du sac aussi éloigné des anneaux. Mon avis serait même que, loin de sus-

pendre l'application du bandage dans cette occasion, il serait à propos de lui donner une compression plus directe sur l'ouverture s'étendant le long
de son trajet, parce qu'il est essentiel de boucher
non-seulement l'anneau externe, mais l'anneau
interne. Avec cette précaution, les viscères, refoulés et maintenus dans la cavité abdominale,
permettront au canal de reprendre son organisation première.

C'est alors que l'oblitération du sac, plus rapproché de l'anneau externe, jointe au rétablisse-
ment du canal, offrira quelque garantie contre
les efforts du dedans. Sans cette condition, la
guérison ne sera que factice, puisqu'elle ne consiste véritablement que dans l'augmentation de
force apportée dans les rapports existants entre
les ouvertures et les viscères tendants à se déplacer.

Le modèle des pelotes, celui dont l'expérience a
constaté les meilleurs effets, représente la figure
oblongue (ovale). Cette forme, un peu allongée
vers le ressort, appuie sur le bord supérieur de
l'os pubis, y exerce une compression qui se prolonge le long du trajet du canal; à son centre, la
pelote, ainsi configurée, bouche mieux les orifices, retient parfaitement réduits les organes dans
la cavité; sa circonférence flexible, lorsqu'elle est
garnie d'un réservoir d'air ou de gélatine, sou-

tient doucement les parties, les protége contre toute dilatation, et, ce qui est à considérer, permet à la susceptibilité du cordon des vaisseaux spermatiques d'en suppoter la pression sans en éprouver de gêne.

Les hernies, considérées comme lésions physiques, ne peuvent être abandonnées aux soins de la nature.

144. Avant de parler des différentes positions du corps, je ferai de nouveau remarquer que, de toutes les maladies qui attaquent l'espèce humaine, les hernies sont celles où la nature, abandonnée à elle-même, semble montrer le plus d'inertie. Causées par le mécanisme même de l'organisation, il faudrait presque suspendre tout mouvement pour que la réaction vitale en fît seule les frais (voy. 65). Cependant le repos le plus absolu a été proposé comme traitement curatif (couché sur le dos). Quelques expériences faites dans cette intention ont été même couronnées de succès ; mais peu de personnes ne voudraient et ne pourraient y consentir, et si quelques-unes d'entre elles ont pu en profiter sous le rapport des hernies, sans doute elles se sont trouvées forcées à l'emploi de ce moyen pour des cas étrangers à ces dernières.

Il ne faut donc pas être surpris de l'opinion généralement accréditée dans le public que les hernies sont des maladies incurables, pour lesquelles on ne doit opposer que de simples palliatifs ; il est certain qu'arrivées à une grande période d'intensité, faute de soins opportuns, l'organisation détériorée offre peu d'espoir d'être ramenée à son intégrité (voy. 84).

Malgré ces inductions, avec les agents que l'art possède aujourd'hui, telle gravité qu'ait une hernie, la certitude m'est acquise d'obtenir sinon une entière guérison, si réellement elle est impossible, du moins la discontinuation de toutes les incommodités, par une réduction permanente (voy. 94).

Par exemple, je ne dissimulerai pas qu'il ne faille, dans cette occasion, porter continuellement un soutien artificiel parfaitement identique avec la circonférence du bassin, et auquel il sera donné la faculté de graduer la force au fur et à mesure de l'amélioration obtenue.

Attitudes du corps et leur influence sur les hernies.

145. Quoique le bandage embrasse la portion du tronc la moins mobile, cette partie du corps n'exerçant que des mouvements de totalité, les différentes positions des membres peuvent cependant le faire dévier dans son application. Il est vrai que son

point d'appui bien fixé, sa résistance bien calculée, il sera moins exposé à se déranger; mais si la pression produit de la gêne, si elle devient sensible au point d'incommoder, le malade, n'y pouvant résister, cherchera à se soulager en soulevant le bandage avec les mains par-dessus les vêtements, et probablement détruira l'exactitude de ses rapports avec les ouvertures; alors la hernie pourra s'échapper. C'est ce qu'il faudrait éviter en rétablissant de suite la précision de la contention, si par ce fait elle avait été interrompue.

Quelquefois aussi, négligeant de se servir des accessoires de l'appareil, s'il n'est pas très-bien ajusté, le corps compressif pourra remonter, et laisser en s'éloignant le passage libre aux organes. Les vêtements eux-mêmes, quand ils sont étroits, contribuent, dans les mouvements de la marche, à fausser son action; mais c'est principalement dans les diverses attitudes du corps qu'il faut de la prévoyance, car le moindre déplacement pourrait retarder et même empêcher la guérison (voy. 93).

Flexions du corps.

146. L'articulation de la colonne vertébrale à l'os sacrum, celle des fémurs (os des cuisses) avec les os du bassin, forment le centre des mouvements

communs du tronc et des extrémités inférieures. Au moyen de cet assemblage, le corps peut s'incliner en tous sens et à différents degrés, ainsi que l'exigent les directions.

Dans la flexion antérieure, le tronc se rapproche plus ou moins des cuisses; en arrière, la flexion est bornée à une légère courbe, et dans les directions latérales, les inclinaisons sont plus prononcées, sans être néanmoins aussi étendues qu'en avant.

Ce mode d'articulation donne au tronc la faculté de tourner sur son axe, à droite et à gauche, comme sur un pivot, dans la circonférence d'environ un demi-cercle.

Ces penchements du corps sont exécutés par des muscles forts et nombreux, prenant leurs attaches sur divers points des parties osseuses; ils y sont disposés de manière que la volonté qui les met en action puisse diriger séparément les mouvements de ceux d'entre eux qu'elle entraîne dans telle ou telle attitude.

De la station.

147. Dans la position verticale (debout), la convexité de la colonne vertébrale, à la région lombaire, fait faire une saillie à l'abdomen, particulièrement à l'hypogastre ou bas-ventre; la por-

tion convexe de l'os sacrum est beaucoup plus élevée.

Tous les viscères, réunis par les replis du péritoine, descendent d'autant plus bas, que l'estomac, les intestins et la vessie, sont vides, ce qui explique l'espèce de défaillance que l'on éprouve assez ordinairement en restant longtemps sur les jambes lorsqu'on est à jeun. Cet effet est produit par les tiraillements des attaches du foie sur le diaphragme.

La vessie, lors de l'inclinaison du bassin, touche aux muscles du bas-ventre; le fond de la matrice penche plus en avant, et son col est poussé vers le rectum.

La cavité du ventre se rétrécit aux régions épigastrique et ombilicale; dès lors les intestins mobiles se jettent sur le plan incliné des fosses iliaques, où ils ne sont soutenus antérieurement, de chaque côté, que par l'aponévrose du bord inférieur du muscle grand oblique; ils y sont, pour ainsi dire, dirigés par l'adhérence du péritoine aux artères ombilicales et à l'ouraque, adhérences qui, en relevant la membrane péritonéale vers l'ombilic, semble partager la masse intestinale en la reportant à droite et à gauche sur les flancs, ce qui fait que la paroi latérale inférieure en supporte tout le poids.

Mais si le diamètre de la cavité abdominale di-

minue dans ses régions supérieures, il augmente à
l'hypogastre. L'élasticité des parois de cette région
se prête à l'ampliation transversale.

Or, dans la station, les intestins contenus in-
férieurement sont presque toujours pressés sur
les orifices internes ; mais la nature prévoyante
a disposé l'organisation de ces derniers en
forme de canal oblique (voy. 11), afin que ré-
sistant à la pression, il fallût de violentes secousses ou des efforts longtemps répétés pour
les traverser. Sans ce bienfait de la nature, la plus
faible action musculaire sur les organes les en-
gagerait dans les ouvertures.

De la station agenouillée.

148. Cette position nécessite la contraction des
muscles du dos et des lombes. A la partie antérieure de la cuisse, les muscles, dont les aponévroses se confondent avec celles de l'abdomen,
ont une égale tension, et dans leurs mouvements
respectifs, toute la cavité abdominale éprouve
un extrême rétrécissement. On comprend alors
que les viscères soient sous l'influence d'une grande
pression.

La génuflexion prolongée peut devenir une des
causes très-actives des hernies ; elle est généralement insupportable à tous les individus que des

travaux ou des motifs particuliers obligent à la garder un certain laps de temps. Que l'on observe une personne dans cette attitude, on ne tardera pas à la voir se pencher en avant, ou s'asseoir sur ses talons, sans que la réflexion ait présidé à ce mouvement. La fatigue des muscles, jointe à la difficulté de respirer, lui en donne la détermination involontaire.

Position horizontale.

149. Renversé sur le dos, la paroi antérieure de l'abdomen n'exerce aucune pression sur les organes ; toute action musculaire cesse. Le corps est en repos, abandonné à son propre poids, il prend la position la plus commode ou la plus conforme à l'état de la santé.

Dans un lit, la flexion des cuisses et des jambes dépend beaucoup de la manière dont le corps est posé ; le sentiment de bien-être en décide naturellement le rapprochement ou l'allongement.

Sur le dos, la poitrine et le bassin sont plus relevés que les lombes. La convexité des vertèbres lombaires, ordinaire dans la station (voy. 147), se redresse ; ce changement augmente l'espace de la région moyenne de la cavité abdominale. Les viscères de la région supérieure se portent plus bas ; ceux de la région inférieure sortent en partie du bassin. Le diaphragme, moins gêné dans ses mouvements, rend la respiration plus libre ; et dans le cas de hernie, la rentrée de la portion d'organe engagée dans une des ouvertures devient plus facile.

Couché sur la partie latérale du corps, la colonne vertébrale se courbe, selon que le plan où l'on est placé est en ligne droite ou forme uu creux. Les fausses côtes s'éloignent de l'os des iles, tandis qu'elles s'en rapprochent à l'endroit opposé, où les muscles sont dans le relâchement. Alors les viscères abdominaux se dirigent dans la cavité la plus déclive, quelques-uns d'entre eux parcourent même un grand espace. L'épiploon et l'intestin grêle, beaucoup plus mobiles, se présentent les premiers. Le foie, l'estomac et les gros intestins, se déplacent moins, quelle que soit d'ailleurs l'attitude du corps.

Lorsque le malade n'a qu'une seule hernie, il doit se coucher sur le côté sain ; car le paquet intestinal, par sa pesanteur, pourrait entraîner avec lui, vers la pente de la paroi abdominale, tout ce que renferme la tumeur, à moins que des adhérences ne résistent à son mouvement.

De la station sur un siége.

150. Assis, le corps repose sur les tubérosités

ischiatiques. Le bassin est moins obliquement incliné par la flexion du tronc sur les cuisses. La
courbe convexe des vertèbres lombaires et la saillie du sacrum se trouvent en quelque sorte effa-
cées. Le ventre est plus enfoncé en arrière et
plus élargi sur les côtés. Le paquet intestinal se
porte davantage sur les fosses iliaques, et par
cela même soulage les régions inguinales.

Quoique moins défavorable aux hernies, cette
position devient incommode à la longue ; rien ne
le prouve mieux que le dire des personnes séden-
taires, qui souvent se plaignent d'être restées longtemps assises.

De l'accroupissement.

151. Dans cette position, le corps s'appuie sur
les talons. La flexion outrée des membres inférieurs et de l'abdomen sur les cuisses fait pencher le bassin bien plus horizontalement que
lorsqu'on est assis, relâche les muscles abdominaux, les fait céder au refoulement des viscères,
et augmente l'étendue de la cavité aux régions
épigastrique et ombilicale. La respiration n'en est
que plus difficile encore ; aussi ne s'accroupit-on
que rarement.

Bien que les intestins s'éloignent des ouvertures
inguinales, le rapprochement des cuisses sur le

ventre ne serait pas moins propre à favoriser la production des hernies de la ligne blanche ou de tout autre point de l'abdomen, s'il fallait rester longtemps dans cette attitude.

Ces mutations des viscères abdominaux font assez comprendre les influences que peuvent avoir sur les hernies les flexions du corps. Actuellement je vais décrire les effets de ces dernières sur les agents compressifs.

Impressions de certaines attitudes sur les appareils herniaires.

152. Quelles que soient les proportions gardées entre l'appareil et les surfaces herniaires, la régularité de l'application peut néanmoins être altérée par l'oscillation des muscles sur lesquels il est posé. C'est ainsi que, dans la marche, les mouvements des cuisses sur le tronc mettent en jeu des organes moteurs pour la plupart volumineux, dont la contractilité, en soulevant la peau par intervalles, produit une espèce de vacillation susceptible d'apporter des changements momentanés dans la configuration du bassin, changements auxquels ne peut se plier le bandage qui lui est adapté, sans éprouver quelque dérangement. Mais c'est surtout quand les membres inférieurs et le tronc prennent des positions outrées,

qu'il serait prudent de maintenir la hernie réduite, en mettant la main sur l'appareil ; il serait mieux encore de s'abstenir de tout ce qui peut lui être nuisible.

L'action du bandage dans la station debout.

153. Si, comme nous l'avons démontré plus haut (voy. 147), la position verticale (debout) favorise la sortie des viscères, par contre elle donne au bandage toute facilité de remplir les conditions de son emploi ; elle est assurément celle de toutes les relations de la vie qui trouble le moins ses directions et sa fixité. C'est par ce motif, sans doute, que les anciens recommandaient la position verticale lors de l'usage des *bandages sans ressorts* (1), comme leur étant la plus propice.

Effets de la génuflexion sur les appareils herniaires.

154. La station à genou ne porte pas au bandage plus de préjudice que sur les pieds ; cependant il faut observer que, plus fortement pressés sur les ouvertures, les organes ont besoin de toute la

---

(1) Voyez p. 110, *Situation contrainte.*

puissance des parois pour empêcher qu'ils ne s'échappent.

En se relevant surtout, bien que les bras servent de point d'appui et partagent ainsi les efforts, il n'en faut pas moins fléchir une cuisse sur le bassin. Cette flexion, amenant la contraction d'un grand nombre de muscles du ventre et des extrémités inférieures, peut déplacer la pelote, et laisser un passage à la hernie.

Quand il n'en existe qu'une seule et que le corps compressif est bien établi, il y a moins à redouter du changement de position. Il sera bon néanmoins de ne faire agir que le côté sain ; autrement il faudrait éviter le détournement, en mettant la main sur la pelote du bandage par-dessus ses vêtements.

La position horizontale est la moins défavorable
aux bandages.

155. Le sujet placé horizontalement ou couché dans un lit peut se courber en avant, en arrière, sur les côtés, changer la direction du bandage, appuyer sur le ressort, rapprocher alternativement ou simultanément, par un mouvement plus ou moins brusque, les cuisses sur le ventre, sans qu'il y ait de danger.

Si l'action du bandage en est amoindrie, les

viscères, plus éloignés des ouvertures par le fait
même de la position du tronc, n'éprouvant plus
la même pression musculaire de la part de la paroi antérieure du ventre, ont beaucoup moins de
tendance à s'engager dans les ouvertures, principalement quand le sujet est étendu sur le dos,
puisque la permanence de cette position est indiquée comme moyen curatif, sans qu'il soit nécessaire d'y ajouter aucun auxiliaire (voy. 149).

De la station assise par rapport à l'action contentive.

156. Assis, je l'ai dit précédemment, le bassin
est moins incliné en devant, les fosses iliaques sont
placées presque sur un plan horizontal; en conséquence, les organes sont moins pressés contre
les ouvertures. Leur propension à s'échapper en
paraîtrait devoir diminuer, et n'exiger des agents
compressifs qu'une faible opposition; mais les pas-
sages, étant plus ouverts par le relâchement de
l'aponévrose du bord antérieur du grand oblique
qu'ils traversent, donnent aux organes toute facilité de s'introduire dans les orifices. C'est pour
venir en aide à la réduction par le taxis (voy. 124)
que l'on fait fléchir la cuisse du côté hernié. Les
malades en sentent le besoin, lorsqu'ils font eux-
mêmes cette opération.

Dans la station assise, quoique le corps soit en repos et qu'il n'exerce que des mouvements modérés et circonscrits, ceux de la respiration, ne pouvant être suspendus, influent sur les viscères de la cavité abdominale. Il est donc opportun de maintenir les parties placées en face des ouvertures aussi bien réduites que dans les autres attitudes ; d'ailleurs un accès de toux subitement excité, l'éternument par exemple, serait de nature à provoquer quelque fâcheux événement.

En outre, dans cette position, les pelotes se déplacent facilement, à cause de la flexion des cuisses sur le ventre. Cet écart provient encore de ce qu'on emploie des corps compressifs dont la grandeur, dépassant celle des ouvertures, les fait appuyer par leurs bords inférieurs sur des muscles qui, dans l'action du rapprochement des cuisses vers l'abdomen, soulèvent la pelote.

Ce défaut dans la contention n'empêche pas que ces corps compressifs ne soient accrédités. On n'est véritablement satisfait qu'autant que leur étendue est basée sur la surface extérieure de la hernie, sans avoir égard au diamètre du passage, que cette dernière doit franchir avant de faire saillie au dehors, ni à la forme de la région sur laquelle la pelote doit être appliquée. La plus simple réflexion ferait comprendre tous les vices de cette fabrication, lors même qu'on n'aurait aucune notion relative à l'exercice de la chirurgie herniaire, surtout si l'action compressive, ainsi établie, était examinée à l'instant où, assis sur un siége, il paraît impossible qu'elle exerce une réduction permanente.

En effet, comment boucher une issue béante, lorsque les fibres des anneaux sont déjà relâchées par l'attitude elle-même, avec un corps qui, en embrassant les alentours de la tumeur, ne poserait pas dessus, et de plus, serait exposé à être dérangé par le moindre mouvement? C'est pourtant de cette manière que l'on traite la plupart des hernies volumineuses. Ce qu'il y a de surprenant, c'est qu'on ne cherche nullement à s'expliquer la cause du désappointement qu'on éprouve. Il est vrai que ceux qui ont recours à ce moyen voient l'application du bandage sans se préoccuper du résultat.

Un traitement aussi peu réfléchi entretiendra la dilatation des ouvertures, sera suivi de l'altération des parties, et tôt ou tard, des adhérences les rendront irréductibles.

Il est donc évident que l'on ne parviendra pas à les maintenir réduites avec des pelotes d'une dimension démesurée, telle force de pression donnée au ressort; encore moins, quand on est assis, position qui augmente la profondeur de la cavité inguinale, particulièrement chez les sujets gras.

Mais tel est l'empire de l'habitude, dans ce genre d'industrie, que moins on est près du but, plus on croit l'atteindre, en étendant de plus en plus la surface contentive.

Aussi combien de fois n'ai-je pas été consulté par des personnes âgées qu'on aurait pu guérir, sur lesquelles il avait été fait de semblables essais, et dont la situation s'était aggravée à un point désespérant!

Les hernies scrotales demandent, au contraire des agents répressifs très-circonscrits et ajustés de manière qu'il n'y ait ni écartement ni dérangement possibles, afin que l'ouverture, hermétiquement fermée, soit protégée contre l'invasion des organes internes.

Croisement des cuisses sur le genou.

157. Dans la station assise, une chose est encore à mentionner : c'est l'habitude qu'ont beaucoup de personnes de croiser les cuisses en posant le jarret et même le bas de la jambe sur le genou. Cette attitude, fort peu convenable en toute circonstance, l'est encore moins lorsqu'on porte un bandage; et cela, à cause de l'impulsion que reçoit ce dernier de la contraction des muscles; or quiconque est affecté d'une hernie doit s'abstenir de prendre cette position,

Effet de l'accroupissement sur les appareils herniaires.

158. Si la flexion du corps assis cause du dommage à la fixité du bandage, que sera-ce donc pour celle où le siége repose sur les talons ?

Les cuisses pliées outre mesure sur le ventre, en augmentant la cavité inguinale, dégagent les ouvertures de la compression des pelotes; à moins, le sens commun l'indique, que ces pelotes ne soient étroites et assez bombées pour atteindre l'orifice externe. En tout état de choses, c'est encore une attitude à prendre le moins possible, dans le cas de hernie.

Conclusion sur l'influence des positions.

159. Si d'un côté certaines positions du corps nuisent à l'efficacité du bandage, dans d'autres plus favorables les viscères paraissent moins exposés au déplacement. Cette compensation n'est pas de nature à ce qu'il soit prudent de s'y abandonner sans réserve.

S'il ne s'agissait que de l'apposition d'un appareil sur une partie du corps conservant son immobilité, sans entraver les fonctions des organes, on pourrait compter sur la continuité de son action ; mais cet avantage est refusé aux agents contentifs herniaires, quel qu'en soit le genre. Pour n'en pas douter, il ne faut que se rappeler les oscillations imprimées au tronc par les mouvements que les membres exécutent.

DISTINCTION DES APPAREILS HERNIAIRES.

160. Les appareils herniaires répondent à la désignation des trois cas principaux ; ils se nomment bandage *inguinal*, bandage *crural*, bandage *ombilical*.

Bandage inguinal, bandage crural; leur différence.

161. Deux espèces de bandage s'emploient pour le traitement méthodique de la hernie inguinale. L'un, dit *anglais*, n'est connu que depuis quelques années (voy. 130 à 132) ; l'autre, que l'on appelle brayer ou bandage *inguinal*, fut le premier dont se servirent les anciens.

Destinée à maintenir la hernie, la branche antérieure (celle qui porte l'écusson du bandage *inguinal*) doit être allongée en avant, suivre la direction du canal, afin que le corps compressif descende un peu obliquement de haut en bas, jusqu'à peu près trois centimètres de la symphyse du pubis (voy. pl. 4).

Tandis que la hernie *crurale*, faisant saillie au-dessous et en dehors de l'anneau inguinal, demande que le collet du ressort, ajusté spécialement pour elle, soit plus *court* et plus *courbé sur champ*, de façon à porter la pelote presque verticalement sur le pli de la cuisse (voy. pl. 5).

Ceci posé en principe établit encore que le système du bandage anglais (voy. 132) ne convient pas davantage à la hernie crurale, que celui du bandage inguinal; et pourtant autrefois ce dernier servait indistinctement aux deux cas que nous venons de spécifier. Il faut en déduire que la hernie *crurale* n'était jamais maintenue *réduite*. Nous ne devons pas nous en étonner, puisque de nos jours il n'est pas rare de rencontrer de ces applications inconsidérées de la part même de chirurgiens érudits.

Bandage ombilical.

162. Deux appareils préparés pour le même but, mais agissant suivant leurs dispositions particulières, sont adoptés pour la contention de la hernie *ombilicale* et pour celle de la hernie de *la ligne blanche*.

L'un se compose d'un ressort courbé sur champ

en ligne droite, auquel est rivée une plaque ovale
ou arrondie, d'une étendue *combinée.* Le milieu
de cette plaque, correspondant à la hernie, porte
un bouton demi-sphérique, quelquefois conique,
approprié aux proportions et au genre de la tumeur. Les bords de la plaque sont mollement ma-
telassés et recouverts de peau de chamois, ainsi
que le ressort qui entoure la circonférence du
tronc, et vient s'attacher par des lanières élastiques
au bouton annexé à l'extérieur de la plaque
(voy. pl. 5).

Ce bandage exerce une compression exacte et
constante ; il tire cet avantage de son point d'appui sur la colonne vertébrale, puis aussi des inclinaisons et des diverses gradations de force qu'on
est à même de lui donner, en augmentant ou en
diminuant la réaction du ressort.

L'autre bandage ombilical consiste dans une
ceinture large de cinq à huit centimètres. Aux
deux bouts de la ceinture accrochant par devant,
sont adaptées des courroies élastiques qui maintiennent sur la hernie une plaque, en tout semblable à celle du bandage à ressort, désigné plus
haut.

Ce soutien artificiel n'a pas autant de pouvoir
que le premier, puisqu'on ne peut en changer la
résistance qu'en le serrant fortement autour du
corps. Malgré ce défaut, beaucoup de malades le

préfèrent ; sans doute, parce qu'il tient moins de place sous les vêtements. On ne doit cependant s'en servir que dans les hernies récentes, d'une réduction facile et d'un petit volume.

Bandage ombilical des enfants.

163. Chez les enfants, à dater de la naissance jusqu'au quinzième ou dix-huitième mois, il suffit de tenir la hernie réduite par l'apposition d'un morceau de liége, ou plutôt de gomme élastique, dont la forme, la dimension et l'élévation, sont en rapport avec le volume de la tumeur. Cette espèce de mamelon, recouvert de laine et de peau de chamois, pour en adoucir le contact, se fixe sur la hernie *réduite* avec un emplâtre agglutinatif de quatre à cinq centimètres en rondeur. Une compresse de linge, posée par-dessus et retenue par une bande circulaire légèrement serrée, à laquelle on ajuste de chaque côté de petites bandelettes en guise de bretelles, empêche l'emplâtre de remonter ou de descendre, le maintient et le fait appuyer sur l'ouverture.

Après cet âge, ce procédé très-simple, néanmoins fort efficace, est remplacé par une ceinture qui emboîte tout le ventre. Un écusson bien garni de laine et surmonté, à son centre, d'une petite pelote demi-sphérique, en regard avec la hernie, remplit la même fonction que le mamelon de liége ou de gomme élastique dont il vient d'être question.

Si on change d'appareil au moment où l'enfant commence à marcher, c'est que, ses mouvements étant plus multipliés, ses attitudes plus diversifiées, l'emplâtre en se détachant, la hernie moins bien réduite, entretiendrait la dilatation de l'ouverture. C'est un point essentiel qu'il faut soigneusement surveiller pour atteindre la guérison *radicale*, facile à cet âge.

Ceintures adoptées pour l'éventration.

164. Les éventrations n'étant pas le résultat du déplacement d'une portion de viscères engagée dans une ouverture naturelle ou accidentelle, mais celui du relâchement et de l'affaiblissement des fibres musculaires et aponévrotiques de la paroi du ventre (voy. 94), ne réclament pas moins des soutiens artificiels, suppléant à la laxité des membranes.

A cette fin, on y applique de larges ceintures en coutil ou en tissu élastique, lacées ou bouclées, sous lesquelles on passe des linges pliés, pour exercer des compressions locales aux endroits où cela est nécessaire. Le malade, en faisant part des sensations qu'il éprouve, souvent en dirige lui-même la forme, le nombre et la place.

Quelles sont les conditions favorables à la cure des hernies?

165. Les probabilités de réussite concernant la guérison *radicale* des hernies se trouvent liées à tant de particularités, qu'on ne peut résoudre cette question sans avoir considéré : 1° l'état individuel, 2° le mode de traitement, 3° les phénomènes pathologiques.

État individuel.

166. En commençant par le premier point, il est un fait à signaler, c'est que plus les sujets sont jeunes, plus la hernie est facile à contenir, et par conséquent à guérir *radicalement;* avantage qui se perd à mesure qu'on s'éloigne de l'enfance et de la jeunesse. Les adultes cependant ne doivent pas désespérer d'en venir au même résultat, surtout si la tumeur est récente et d'un petit volume. Mais les vieillards n'ont pas la même perspective; ils doivent se contenter d'en être délivrés par la contention *permanente*, lorsque des adhérences fâcheuses ne viennent pas en contrecarrer les bons effets.

Ces considérations ne sont pas les seuls obstacles qu'on ait à vaincre. Chez un malade, il peut y

avoir apparence de succès, et les prédispositions s'y
opposer. Il est aisé de comprendre que si la hernie
n'est pas la suite d'un effort, d'un accident, etc.,
elle est celle de l'organisation.

Une telle influence écarte toute chance de guérison *radicale*, excepté dans l'enfance, souvent
aussi dans l'adolescence, époque de la vie où l'accroissement et la complexion n'ont point encore
acquis leur entier développement.

Mode de traitement.

167. Nous avons dit que le traitement le plus
infaillible, celui qui convenait aux hernies libres,
se résumait dans la puissance d'un compresseur
artificiel, auquel on associe, au temps indiqué, la
vertu de médicaments fortifiants.

Nous avons pour preuve de cet argument les
guérisons obtenues par la simple application *continue* des bandages ordinaires, malgré leurs imperfections reconnues. A plus forte raison, lorsqu'ils
sont confectionnés d'après des documents sûrs et
positifs, l'intention sera d'autant mieux remplie,
que les malades, habiles à profiter des avertissements et des conseils, se trouveront dans les conditions favorables. Il faudrait alors des choses bien
sérieuses pour que la réduction, ainsi protégée,
se bornât à une cure palliative.

Les hernies sujettes à de si grandes modifications, même dans leur principe, selon qu'elles sont conduites, se prêtent plus ou moins facilement à une heureuse terminaison ; cela dépend des altérations qu'elles ont subies, de la surveillance qu'on y apporte, du procédé dont on se sert, en sorte qu'il sera toujours très-délicat de se prononcer sur le moment probable de la cure *radicale*. Ce n'est pas un motif pour qu'on ne puisse y arriver avec des soins et de la persévérance, quoique ne possédant pas en soi toutes les dispositions désirables. L'expérience prouve le contraire, il est même fort peu de cas qui résistent aux ressources de l'art.

Sans doute, la servitude du bandage est imposée pendant un temps indéterminé, quelquefois indéfiniment aux vieillards. Mais si l'on compare les accidents que la présence de l'appareil conjure, avec la peine qu'il fait endurer, quelle qu'en soit la prolongation, on n'hésitera pas à la supporter, d'autant plus qu'avec lui les malades sont entièrement en sûreté, peut-être plus que s'ils étaient guéris ; car si les anciens chirurgiens pratiquaient des opérations aussi barbares que douloureuses, dans le dessein d'amener la cure *radicale,* ils trouvent, dans ce moment, leur excuse, en ce qu'à ces époques ils n'avaient que des instruments grossiers et vicieux, qui ne remplissaient nullement leur espérance.

Aussi, à mesure de l'amélioration de ces derniers, ce système a-t-il été moins usité et entièrement proscrit de la thérapeutique herniaire, dès que l'on fut convaincu de son danger par le nombre des victimes, puis encore du peu de garantie qu'il offrait contre la récidive de cette affection, récidive qui ne peut avoir lieu avec la précaution d'un bandage possédant une *pelote élastique.*

Phénomènes pathologiques.

168. Dans le traitement curatif, on a toujours en vue la fermeture des issues, et d'y former, naturellement ou artificiellement, une barrière insurmontable aux efforts des viscères. On voudrait resserrer les parties dilatées, les rendre assez compactes, assez solides, pour qu'il ne fût plus possible de les séparer.

Ce projet est louable; il domine la pensée du chirurgien, il flatte le désir du malade. Malheureusement la constitution humaine ne répond pas toujours à ce souhait, et la science, avec ses merveilles, ne saurait changer l'organisation ni empêcher les ouvertures naturelles de se prêter de nouveau au passage des organes affaiblis par un premier déplacement, à moins qu'il ne survienne à l'extérieur un extrême épaississement des tissus recouvrant la tumeur, ou à l'intérieur une espèce de tampon, de calus, formé par un amas de graisse, sur lequel il n'est permis à personne de rien préjuger, de rien pratiquer, et dont la création toute providentielle, relativement aux hernies, ne peut être reconnue et appréciée qu'après la mort.

Les dissections, les autopsies cadavériques, nous ont découvert ces phénomènes ; elles nous enseignent que les cures *radicales* s'opèrent soit en rétablissant les rapports primitifs, soit en provoquant, parmi certaines portions d'organes, des jonctions anormales, liées par différentes espèces d'adhérences, venant à la suite d'une inflammation déterminée localement.

Ces deux sortes d'impulsions dépendent beaucoup des ouvertures par lesquelles s'échappent les viscères, des causes et de l'ancienneté de la hernie. C'est d'après ces indices que l'on peut avoir une idée approximative des dispositions intérieures qui l'ont fait disparaître.

Examinons maintenant comment ces changements s'effectuent ; comment la structure des tissus organiques membraneux, aponévrotiques, altérés par la déviation des organes, recouvre sa vitalité.

En vertu de leurs propriétés contractiles, les fibres des tissus vivants se retirent sur elles-mêmes ; c'est par cette loi de la nature que l'on voit les cavités se resserrer, lorsque les parties qui les rem-

plissent en sont accidentellement séparées. L'exemple nous en est fourni : 1° par le rétrécissement de
la voûte osseuse de l'orbite privée du globe de
l'œil ; 2° par le rapprochement des alvéoles, peu
de temps après l'extraction ou la chute des dents ;
3° par l'affaissement des cavités articulaires, suite
de fréquentes luxations non réduites à temps ; 4°
par l'oblitération de tous les canaux à circulation
sanguine ou autres, dès que les fluides cessent d'y
passer.

Puisque la texture des os et des cartilages possède une rétraction aussi prononcée, pourquoi les
autres parties du corps n'auraient-elles pas ce privilége ?

En appliquant cette règle générale aux hernies,
la marche du traitement est toute tracée. Effecti-
vement, si les causes physiques étaient partout les
mêmes, qu'elles fussent de nature à être comme
ailleurs éloignées ou détruites pour toujours, il
ne s'agirait que de profiter de la tendance des
fibres allongées à se raccourcir, pour en décider
la parfaite consolidation. Encore, si le travail ré-
parateur était uniforme dans ses effets, dans sa
durée, la régularité d'action aplanirait toute difficulté d'appréciation, et le problème de la cure
radicale serait enfin résolu. Mais la nature, ailleurs
si prodigue, se refuse ici à toute investigation ; la
vue la plus pénétrante, le tact le plus fin, à tra-

vers les téguments épais, ne peuvent pas plus en saisir les secrets qu'en présager les phénomènes pathologiques.

Probabilités de réussite.

169. Le premier pas vers la guérison est annoncé par l'affaissement des téguments de la région où s'est révélée la hernie. A la place même de l'éléva-tion, il se forme comme une espèce de creux. La partie, comprimée, durcie, sous la pression conti-nue de la pelote à bandage, devient compacte ; les cellules du tissu graisseux sous-cutané s'aplatis-sent, si bien qu'au toucher, la surface aponévro-tique des ouvertures, le tissu intermédiaire et la peau, semblent adhérer entre eux.

Cet effet de l'application constante d'un corps compressif se manifeste plus tôt ou plus tard, selon qu'il y a opportunité de soins, suivant les degrés de la maladie (1); mais une fois ce progrès obtenu, il n'est pas moins vrai que la densité de la paroi abdominale, répondant à la hernie, présente déjà assez de résistance pour empêcher la tumeur de se reproduire, lors même que le malade, debout et

(1) Les hernies doivent être rangées au nombre des ma-ladies, puisqu'elles déterminent des dérangements dura-bles dans l'exercice des fonctions des viscères déplacés.

sans bandage, s'efforce de tousser, ce qui donne à supposer que l'action mécanique a dû communiquer une impulsion profonde et salutaire au déplacement.

Quoique, dès ce moment, il n'y ait plus apparence de hernie, supprimer l'appareil serait une grande imprudence, parce que si une portion d'intestin, poussée à l'improviste, venait à franchir l'ouverture, déjà très-rétrécie, il y aurait évidemment étranglement. Il est donc de l'intérêt du malade d'en prolonger l'usage jusqu'à parfaite satisfaction du traitement.

Par exemple, c'est à partir de cet instant qu'il convient de lui venir en aide par l'emploi de substances médicamenteuses (formulées ci-dessous), dont les propriétés fortifiantes sont, pour les parties dilatées, un secours de plus contre l'expansion intestinale; seulement la force de pression donnée au ressort du bandage pourra être diminuée petit à petit, par la raison qu'elle n'a plus alors d'autre but que celui de protéger l'oblitération, encore incertaine, des conduits. Au surplus, considérée comme un besoin, comme une précaution, peut-être aussi comme une habitude, on ne doit véritablement se dispenser de cette sujétion que long-temps après la cure.

AUXILIAIRES A LA COMPRESSION.[1]

Pomade tonique (N° 1).

170. Prenez: Quinquina rouge pulvérisé. ⎫
Racine de bistorte   *id.*... ⎬ de chaque
Noix d'acajou   *id.*... ⎭ 2 grammes.

Suc d'acacia............ ⎫
Pommade rosat......... ⎬ 15 grammes.
Huile de palme......... ⎭

Huiles d'amandes douces..   10 grammes.
Essence de roses........   2 gouttes.

Mêlez selon l'art.

Après avoir frictionné, avec cette pommade, la région où s'est développée la tumeur, on interpose entre elle et la pelote à bandage une compresse de linge ou de flanelle, pliée en plusieurs doubles.

Cette opération doit être faite matin et soir, ne durer que cinq à six minutes, et être continuée pendant quelques semaines.

Mais un médicament trop longtemps employé perdant, à la longue, une partie de ses vertus, on doit le remplacer par la recette suivante :

Pomade astringente (N° 2).

171. Prenez : Extrait de monésia.......
      Id. alcoolique de ratanhia.
      Id. de feuilles de noyer...
      Id. de noix d'acajou.....
      Id. de bistorte.........
      Id. de cachou..........
      de chaque 1 gramme.

Eau distillée, suffisante quantité.
Ajoutez : Huile de palme........ 35 grammes.
      Essence de thym........ 6 gouttes.
      Huile d'amandes douces, suffisante quantité.

Mêlez selon l'art et conservez pour l'usage, comme la précédente.

L'une et l'autre de ces formules produisent une astriction puissante sur les parties contiguës aux ouvertures, sur les ouvertures elles-mêmes ; elles raffermissent le travail pathologique de la compression méthodique en ce qu'elles contiennent, à peu près, les meilleurs éléments astringents. En les alternant, elles n'en seront que plus efficaces.

J'y ajouterai un remède, qui, d'après l'expérience, paraît agir avec plus de vigueur sur les tissus profonds.

Celui-ci doit être pratiqué seul.

Poudre styptique (N° 3).

172. Prenez : Noix de galle........ ⎫
        Écorce de chêne...... ⎪
        Salicaire............ ⎪
        Bistorte............ ⎬ parties égales.
        Fougère mâle........ ⎪
        Ratanhia............ ⎪
        Cachou............. ⎪
        Plantes aromatiques du ⎪
          Codex........... ⎭

Ces plantes, mêlées et réduites en poudre très-fine, se conservent parfaitement dans un vase bien clos, mis à l'abri de l'humidité.

Pour s'en servir, on en fait une pâte molle, avec partie égale d'eau et de vinaigre à l'état d'ébullition ; on l'étend entre deux linges fins, puis on l'applique sur les ouvertures herniaires ainsi que sur le *nombril*. Ces petits cataplasmes se remplacent, lorsque la chaleur du corps les a séchés.

Si on les pose sur le *nombril* en même temps que sur la hernie, c'est dans l'intention d'exciter directement la contractilité de la membrane péritonéale, à l'endroit même de sa réunion avec les vaisseaux ombilicaux.

Ce topique auxiliaire convient particulièrement aux hernies récentes, dont le sac est réductible.

Sachets ammoniacaux opiacés.

173. Prenez: Noix de galle pulvérisée... }
           Écorce de chêne........... } de chaque
           Noix d'acajou............ } 15 grammes.

           Extrait d'opium........... 1 gramme.
           Hydrochlorate d'ammoniaque. 4 grammes.
           Chaux délitée............. 2 grammes.

Mêlez selon l'art (1).

Cette dernière médication, qui compte beaucoup de succès, est insérée dans de petits sachets, que l'on place entre la tumeur herniaire et la pelote à bandage. Son action sur le derme est différente aux autres compositions. Elle est ordonnée en vue de communiquer, de proche en proche, aux tissus sous-jacents, l'inflammation qu'elle a occasionnée au dehors, et de produire des adhérences organiques vers les ouvertures, afin de rendre le passage impénétrable; il faudrait cependant en suspendre l'usage, dès que la pression de la pelote cause une douleur trop vive, et lui substituer une compresse très-douce, en attendant la résolution.

---

(1) On trouvera ces médicaments très-bien préparés à la pharmacie de M. Stanislas MARTIN, rue des Jeûneurs, n° 14, en face de la rue de Mulhouse, quartier Poissonnière.

Une légère phlogose, entretenue avec intelligence par des alternatives d'application, fait obtenir ce résultat.

Précautions à prendre avant de cesser la compression.

174. La difficulté, l'impossibilité même, d'acquérir la certitude de la cure *radicale* d'une hernie, sur la seule inspection des signes extérieurs, exige une exploration attentive des parties, avant de cesser tout traitement. Pour s'en assurer, après avoir posé la face palmaire des doigts réunis sur l'ouverture, le malade debout et sans bandage, il faut l'engager à tousser. Si aucune élévation ne se fait apercevoir, si les doigts ne perçoivent aucune répulsion circonscrite à l'ouverture herniaire, il peut alors, sans inconvénient, commencer à quitter son bandage une partie du jour, jusqu'à ce que ces essais, répétés successivement ou par intervalle, permettent de l'ôter entièrement.

Quand on est assez heureux pour en être arrivé à ce point, il n'est encore constaté qu'une résistance bornée à l'action des organes moteurs. Ce n'est donc que par degrés, et avec infiniment de ménagement, que l'on doit reprendre ses travaux ou les exercices accoutumés; autrement ce serait s'exposer à une rechute.

Le malade n'oubliera pas non plus d'observer journellement s'il n'est porté aucune atteinte à la consistance des membranes revenues à leur intégrité, pour qu'à la moindre apparence de relâchement, le bandage soit aussitôt replacé. Quand bien même il n'y aurait que le soupçon, ce serait toujours une mesure prudente, surtout si la profession ou les occupations obligeaient à de grands efforts.

Irréductibilité des hernies.

175. L'irréductibilité d'une hernie dépend ou des adhérences qui existent entre les parties contenues dans la tumeur ou de leur étranglement, effectué par le resserrement du contour de l'ouverture; accidents graves, dont les malades indolents sont continuellement menacés (v. p. 20 et suivantes).

Manière de détruire les adhérences et de combattre les étranglements.

176. En nous occupant premièrement des adhérences, nous trouvons que les intestins peuvent s'unir entre eux ou avec l'épiploon, dans une hernie entérocèle ou entéro-épiplocèle, sans empêcher leur réduction ; ils peuvent même adhérer au péritoine qui leur sert de sac, et garder la fa-

culté de rentrer, en plus ou moins grande partie. Mais, aussitôt que des jonctions contre nature se constituent au pourtour de la face interne du col du sac, l'irréductibilité devient complète. Ces dispositions particulières des viscères engagés obligent à un traitement spécial.

Le plus rationnel, dans l'hypothèse où la réduction peut avoir lieu, est celui adopté pour les hernies scrotales, c'est-à-dire pour celles qui remplissent la peau des bourses. Si l'épiploon occupe seul la tumeur, ou bien s'il est réuni à une anse d'intestin, ce corps graisseux, s'insinuant de plus en plus dans les issues les plus étroites, contraint à une compression beaucoup plus forte que les déplacements limités au trajet du canal.

Aux hernies anciennes et volumineuses encore réductibles, il est probable que quelques brides joignent déjà les parties sur certains points, sans qu'il soit à la volonté d'en reconnaître l'espèce et le nombre par le toucher. Lors de ce principe d'altération, si on néglige de les maintenir réduites, elles contractent bientôt de nouvelles adhérences, qui s'opposent ensuite à leur réduction; il en résulte que la portion libre se réintègre, en laissant l'autre en arrière; le volume de la première fait juger quelle peut être la quantité de celle restée dans la tumeur. On remarque que généralement elle appartient à l'épiploon, plus enclin à s'allier aux parois, avec lesquelles il se trouve en contact quelque peu prolongé.

Pour traiter avantageusement ce cas difficile, il faut d'abord maintenir ce qui peut être réduit, et soutenir la partie non réductible; de cette manière, on en borne l'accroissement, on favorise la résolution. Cette indication se remplit avec un bandage dont la pelote creuse excède un peu en tous sens la tuméfaction. Au moyen de cette concavité en rapport avec ses dimensions et son élévation, elle est exactement renfermée et légèrement comprimée.

Cet appareil ainsi disposé sera conservé sans intermittence, et pour en seconder les bons effets, les malades soucieux de leur guérison resteront en repos le plus possible, entretiendront la liberté du ventre soit par des lavements, soit par de légers laxatifs; de plus, ils éviteront les aliments échauffants et venteux.

En se conformant à ce régime, ils ne tarderont pas à apercevoir une amélioration sensible dans la grosseur de la tumeur. A mesure qu'elle diminuera, on remplira le vide de la pelote, jusqu'à ce que l'entière disparition permette d'adapter au bandage un corps compressif semblable aux autres.

Mais quand la réduction sera devenue définitivement impraticable, que l'impulsion aggravante aura relégué ce genre de lésion dans la troisième catégorie des adhérences, on enveloppera toute la surface de la tumeur avec un emplâtre fondant de Vigo *cum mercurio* ou de ciguë, qu'on soutient en mettant par-dessus un bandage en forme de suspensoir.

Pour amollir et faire décroître l'épaississement des organes engorgés, fondre les humeurs coagulées, résoudre leur concrétion, il est d'urgence de laisser l'emplâtre constamment appliqué sur la hernie ; seulement on le changera tous les huit à dix jours, en se servant tantôt de la ciguë, tantôt du Vigo *cum mercurio*.

A cet état de perversion aussi avancé des viscères retenus dans le scrotum, l'emploi de ces topiques résolutifs n'est plus que secondaire. Il faut un traitement interne, qui ne peut être administré que par les médecins, seuls capables de le modifier au besoin, seuls juges des conditions dans lesquelles le malade est appelé à le supporter.

Ce traitement interne est ordonné dans l'intention d'obtenir l'amaigrissement des parties hypertrophiées ; et comme il ne suffit pas d'agir localement, on étend l'action sur tout l'organisme. C'est pourquoi on impose au malade une diète absolue et persévérante ; on le fait coucher sur le dos. S'il est jeune encore, on commence par lui faire une saignée, et s'il est d'un tempérament san-

guin, on la répète. Après cette médication prépa-
ratoire, on lui fait prendre, pendant quelque temps,
du calomel à doses variables de 20 à 40 centi-
grammes, augmentées ou diminuées suivant la nécessité ; puis on le purge de temps en temps avec
quelques préparations laxatives en rapport avec la
sensibilité des organes gastriques, et dans les intervalles, avec des lavements, afin de provoquer et
d'entretenir des évacuations abondantes.

L'état de santé du malade, la détumescence du
scrotum, la possibilité d'une réduction partielle,
assignent un terme à ces prescriptions, après lesquelles, en cas de succès, on a recours à la contention, comme dans les hernies libres.

Je ne prétends pas avoir tout dit sur ce sujet;
les malades n'ayant ni les connaissances ni l'expérience nécessaires pour se traiter eux-mêmes, dans
ces sortes d'occasions, je crois plus prudent de
laisser au médecin consulté le soin d'y suppléer.

Hernies étranglées ; premiers secours à leur donner.

177. Aux articles 52 et suivants, les causes des
étranglements y sont relatées ; leurs signes assez
intelligiblement expliqués, je pense, pour qu'ils
soient bien compris de tout lecteur, même étranger aux sciences médicales. Il me reste donc ici à
indiquer les premiers secours que l'on doit s'em-

presser de donner, en attendant ceux plus éclairés des hommes compétents.

Bien que généralement, dans ces sortes d'événements, les viscères éprouvent à l'orifice de passage un resserrement de nature à s'opposer à leur réduction, le phénomène de constriction, en apparence pareil chez tous les individus, réclame souvent, selon sa cause efficiente et sa durée, indépendamment des moyens généraux, certaines opérations que tout le monde ne peut pas diriger, et dont on ignore l'opportunité. C'est pour cette raison qu'il serait très-malheureux de différer à demander les conseils et l'appui d'un chirurgien versé dans la pratique, qui lui-même est quelquefois fort embarrassé d'en pronostiquer les suites. Elles sont trop redoutables, pour négliger de donner des renseignements utiles aux assistants de cette triste scène, et cela dans une circonstance où il n'y a rien à attendre des efforts seuls de la nature. Son action, loin d'y porter remède, à chaque minute aggrave la situation du malade, et s'il n'est secouru à l'instant même, sa vie est de plus en plus en danger.

Ainsi donc, que l'étranglement soit aigu ou chronique, c'est-à-dire qu'il survienne lorsque la hernie est *récente* ou *ancienne*, aussitôt les symptômes déclarés, il faut mettre le malade dans un bain tiède, l'y placer horizontalement, et l'y laisser tant qu'il pourra l'endurer. Si, avant l'incarcération, il avait l'habitude de faire rentrer sa hernie, il essaiera de la réduire lui-même, ou si, parmi les personnes qui l'entourent, il y en a une qui ait bien compris l'opération du taxis, décrite à la page 124, elle devra l'exécuter en y mettant autant de réserve que de patience. Si elle n'y parvient pas, tel discernement qu'elle y ait apporté, après avoir retiré le patient du bain, on lui fait évacuer les matières fécales contenues dans la portion d'intestin au-dessous de l'étranglement, par quelques lavements purgatifs, composés de décoction de racine de guimauve ou de graine de lin, à laquelle on ajoute 30 grammes de miel mercurial ou commun, pour chaque lavement.

Lorsque ces évacuations auront eu lieu, le malade arrangé sur un lit, comme il est enseigné à la planche 6 de cet ouvrage, on lui appliquera sur le bas-ventre un large cataplasme de farine de graine de lin, délayée dans la décoction bouillante de plantes de jusquiame et de racine de guimauve, en renouvelant ce topique toutes les trois ou quatre heures, ensuite on arrosera la tumeur incarcérée avec la préparation suivante :

178. Prenez : Éther sulfurique..... 64 grammes.
        Extrait de belladone.   32 grammes.

Mêlez exactement et mettez dans une fiole bien bouchée.

On peut encore faire (à la vérité, avec moins d'avantage) des frictions avec la pommade composée de 4 grammes d'extrait de belladone, mélangée avec 15 grammes d'onguent rosat.

Une infusion de feuilles de mauve et de feuilles d'oranger, légèrement sucrée et acidulée avec quelques gouttes de jus de citron, convient pour désaltérer le malade.

Si les symptômes alarmants paraissent diminuer sous l'influence de cette médication, on la continue pendant vingt-quatre heures et même plus ; car souvent, à elle seule, elle parvient à opérer la rentrée des viscères étranglés spontanément ou à l'aide de la moindre manipulation, surtout si elle a été précédée d'une saignée et même de deux, quand le sujet est jeune et d'une constitution robuste.

Dans l'étranglement par *engouement*, l'anse d'intestin herniée est remplie de matières stercorales et de fluide gazeux, causes ordinaires de l'incarcération des hernies anciennes, principalement chez les vieillards. On la débarrasse, conjointement aux indications que je viens de donner, en procédant avec une sonde flexible en tissu gommé, longue de 45 à 50 centimètres, dont le bout olivaire, percé de plusieurs trous, est introduit presqu'en entier dans le rectum, jusqu'à l'S romaine du colon.

La présence de cette sonde maintient la dilatation de l'intestin, favorise l'évaporation des gaz, par conséquent contribue au ramollissement de la tumeur, qui en contient souvent beaucoup. Le taxis peut alors en décider la réduction ; il arrive même que la sonde provoque l'émission des excréments. Après leur sortie, on l'introduit de nouveau, si le ventre est encore ballonné, et la hernie rénitente et non réduite.

Il est toujours très à propos de s'en servir quand des symptômes plus décisifs n'obligent pas, comme dernière ressource, à recourir à une opération sanglante, à moins pourtant qu'il y ait des adhérences à combattre.

Malgré toute l'adresse, malgré toute la perspicacité mise à l'exécution de ces documents, il serait encore possible que l'incarcération ne cédât point. Dans cette extrémité, pendant l'espace de vingt-quatre à trente heures, on y place une vessie de cochon contenant de la glace concassée en suffisante quantité pour que les fragments embrassent de toute part la tumeur.

Avec ce réfrigérant énergique, il est rare que l'on ne parvienne pas à surmonter les difficultés. Dans le cas contraire, il n'y a plus d'autre remède que celui du débridement. En supposant qu'il devienne indispensable, les personnes que le zèle ou l'attachement aura porté à donner les premiers soins au malade, si elles ne réussissent pas à le sauver, auront du moins la satisfaction d'y avoir participé, en le disposant favorablement aux divers moyens que la science mettra en œuvre pour en venir à une heureuse solution.

APPLICATION DES PESSAIRES

EN GOMME ÉLASTIQUE PURE (1),

DANS LES DÉPLACEMENTS

DE LA MATRICE ET DU VAGIN.

---

179. Parmi les changements que m'ont suggérés les propriétés de la gomme élastique, j'ai particulièrement à m'applaudir de son emploi comme corps constitutif des pessaires. Si l'inaccessibilité à l'influence des sécrétions, si la douceur du toucher, si la flexibilité, semblent devoir être les attributs de ces agents thérapeutiques, jamais instruments de chirurgie ne réclament plus véritablement que celui-ci chacun de ces avantages. L'argent, l'ivoire et le buis, blessent, contondent les parties avec lesquelles ils sont en contact, et par ce motif sont difficilement supportés. Le tissu verni se gerce, s'écaille, s'incruste, et se détériore plus ou moins, selon sa bonne ou sa mauvaise fabrication. Ce sont

---

(1) Caoutchouc.

pourtant les matières admises pour combattre et soutenir les descentes de la matrice.

Leur présence cause une irritabilité et des accidents faciles à comprendre.

Le caoutchouc *pur*, au contraire, préserve les surfaces muqueuses de ces dangers. Aussi les pessaires formés de cette substance peuvent-ils rester à demeure pendant des années (1), sans qu'il y ait de leur part ni de celle des parois utéro-vaginales aucune altération à redouter. En outre, ils maintiennent parfaitement la réduction ou la rectitude de l'organe, ne font éprouver aucune gêne, se prêtent aux mouvements du corps, donnent à la malade toute facilité de vaquer à ses occupations ordinaires jusqu'à l'entière guérison, presque toujours obtenue par leur usage persévérant.

Classification des pessaires.

180. Les pessaires, quelle qu'en soit la nature, sont subordonnés à des conditions de forme, de dimension, de poids et de flexibilité.

Destinés à occuper un canal dont l'organisation ne diffère qu'accidentellement, leur forme ne peut

---

(1) J'ai tant de fois eu l'occasion de constater la guérison de descentes de matrice, soutenues pendant *deux* et même *trois années consécutives* par des pessaires en gomme élastique *pure* de ma fabrication, qu'il ne reste aucun doute à établir sur leur efficacité et leur solidité.

être variée à l'infini, mais seulement remplir les indications prescrites par la maladie elle-même.

Leur dimension est moins circonscrite; en rapport de capacité avec la partie contenante, avec le volume contenu, elle doit en offrir les nuances et répondre à toutes les éventualités. C'est le système que j'ai suivi pour la classification de mes pessaires en *gomme élastique*. Leur grandeur, soumise à diverses gradations, part de quatre centimètres, augmente proportionnellement, et s'étend jusqu'à dix.

Et comme la légèreté double le mérite de ces instruments, je leur assigne le moins d'épaisseur possible, sans pourtant nuire à la résistance qu'ils duivent opposer.

Quant à la flexibilité, cette qualité leur est acquise au plus haut degré par la substance qui *seule* les compose.

Dénominations des pessaires en caoutchouc, appelés par date de perfectionnement.

181. Les premières figures de la 7e planche représentent deux pessaires en forme de *salière* ou *cuvette*, dits pessaires Bourgeois (1) et Boivin (2).

(1) Feu Bourgeois, médecin de l'institution nationale de la Légion d'Honneur, de Saint-Denis.
(2) Feue Boivin, célèbre sage-femme.

La seconde, un pessaire *en entonnoir* à large ouverture inférieure, modelé d'après les observations pathologiques de M. le docteur Marjolin, professeur à la Faculté de médecine.

La troisième, un pessaire en forme de *sablier*, établi suivant les intentions de M. le docteur Malgaigne.

La quatrième, un pessaire en bilboquet.

Les cinquièmes, deux pessaires *tronqués* pour obliquités.

Cas particuliers où les pessaires sont nécessaires (1).

182. Les pessaires sont applicables : 1° dans des différents degrés de la chute de l'utérus ;

2° Dans l'antéversion et la rétroversion ;

3° Quand il y a chute ou relâchement des parois du vagin ;

4° Dans les cas de la cystocèle et de la rectocèle, que l'on rencontre rarement.

Chute de l'utérus.

183. Pour soutenir la procidence de l'utérus,

_____

(1) Comme le froid congèle la gomme élastique, et que les pessaires ne contiennent absolument que cette matière, il suffit de les soumettre à une douce chaleur pour leur rendre en peu d'instants toute la flexibilité dont ils jouissent sous une température plus élevée.

n'importe à quel degré, on engage le col de ce
viscère dans l'évasement conique de la concavité
infundibuliforme du pessaire (à l'instar de l'œuf
dans un coquetier). Après cette opération, on
pousse l'instrument aussi haut que possible, afin
de reporter l'organe descendu à sa position naturelle, et de laisser à la contractilité des fibres et
des tissus environnants la fonction de le maintenir en place. (V. pl. 7.)

C'est alors que le pessaire profond ou celui en
forme de sablier est préférable à la gimblette, qui
tourne facilement, se pose sur champ, et sort de
la vulve par le plus petit mouvement.

Obliquités de l'utérus.

184. Les pessaires tronqués se distinguent de
ceux en forme de *salière*, ou bien encore des pessaires *profonds* légèrement coniques à la portion
inférieure, en ce que la moitié de la circonférence de leur pavillon est moins élevée.

Pour rectifier les déviations antérieures ou postérieures de l'utérus, on place la partie convexe et
relevée du bord de l'instrument du côté de l'obliquité, et la partie concave à l'opposé.

Chute des parois du vagin.

185. Dans l'élytrocèle, ou chute des parois du vagin, on se sert d'un pessaire, bondon cylindroïde proportionné aux dimensions du canal. C'est le moyen de rétablir, par un contact soutenu, les rapports d'adhérence entre les parois relâchées et les tissus environnants.

Des hernies de la vessie. Rectum dans le vagin.

186. Quand la cystocèle ou la rectocèle existe, le pessaire en forme de *sablier* est introduit moins dans l'intention de soutenir et de relever la matrice, que d'exercer une compression sur la tumeur cysto ou recto-vaginale, par le renflement annulaire plus ou moins proéminent et prolongé qui se trouve à la base de l'instrument.

Emploi du bilboquet.

187. Dans les altérations génitales, il peut y avoir des occasions où les pessaires en *bilboquet* soient utiles; mais leur présence doit être bien indispensable pour que les malades se résignent à l'espèce de torture qu'ils font endurer, surtout lorsqu'ils sont composés de matières dures.

Leur tige, en dépassant les grandes lèvres, gêne excessivement les mouvements de la marche, empêche de s'asseoir, s'oppose aux différentes attitudes du corps. Cependant, s'ils parviennent à maintenir RÉDUITE la chute de l'utérus, l'habitude finit par émousser le sentiment douloureux qu'ils excitent; et cela se comprend.

De deux souffrances, évidemment on choisit la moindre. Hors cette absolue nécessité, les pessaires en *bilboquet* seraient très-peu en usage maintenant.

Ceintures hypogastriques.

188. Les causes des hernies, en général, produisent également les déplacements de l'utérus, tant par la pression des intestins que par celle de vêtements trop serrés, ou par de violents efforts d'accouchements, de garde-robe, ou de toute autre nature influant sur les organes digestifs (59 et suiv.).

C'est dans le double but de le soustraire à cette influence, de le soulager du poids qu'il supporte, qu'indépendamment du pessaire, on conseille une ceinture disposée de manière à soulever le bas-ventre de bas en haut et d'avant en arrière, pour arriver à ce que le paquet intestinal agisse et pèse directement sur elle et non sur le viscère déplacé.

Il y en a de deux façons: l'une en tissu élastique, l'autre à ressort (v. pl. 8). La situation de la malade en détermine le choix.

Éponge préparée.

189. Un cylindre composé de l'éponge fine, sèche, réduite par la pression au plus petit volume possible, est aussi employé pour le traitement de certaines affections de l'utérus et du vagin ; ce cylindre, portant trois à quatre centimètres de longueur, est enduit d'un corps gras à l'instant de son introduction dans la partie malade. Aussitôt posé, il s'imbibe des humeurs secrétées par les surfaces mises en contact avec lui, se gonfle, et ne peut y séjourner que deux ou trois jours au plus, après lesquels il faut nécessairement le remplacer, si on ne veut le nettoyer et le désinfecter.

L'éponge préparée, entretenant et augmentant la dilatation d'une ouverture ou d'une plaie, semblerait mieux convenir à l'engorgement ou au relâchement des parois du vagin qu'au soutien de la matrice, ou à corriger ses déviations.

Au reste, en émettant cette opinion, je ne cherche nullement à influencer les médecins sur la préférence qu'ils doivent accorder aux uns ou aux autres agents mécaniques en usage pour le redressement de cet organe ; ils y seront naturellement portés par les cas qui s'offriront à leur exploration, et plus encore, par les observations d'une longue pratique dans le traitement de ce genre de maladie.

Toujours est-il que les effets favorables des pessaires dépendent absolument des dispositions où se trouvent les parties qu'ils sont chargés de replacer; il ne s'agit donc que de savoir bien discerner leur opportunité.

Causes des dérangements des organes génitaux chez les femmes.

190. A l'état normal, la matrice est située directement au milieu de l'excavation du bassin, entre la vessie et le rectum, dernier intestin, n'étant ni bien fixée par ses ligaments ni bien soutenue par le vagin, semblable en cela aux viscères abdominaux; elle est mobile dans l'espace qu'elle occupe. Il en résulte qu'elle est aussi très-sujette aux déplacement et aux déviations. Elle peut descendre graduellement ou subitement jusqu'en dehors de la vulve, ou bien changer de direction, sans pour cela sortir complétement.

Les circonvolutions du second intestin grêle iléum et l'épiploon, ayant pour intermédiaire le péritoine, reposent sur le bord supérieur, c'est-à-dire sur le fond de la matrice; leur poids, augmenté par les contractions du diaphragme et des muscles de la paroi antérieure du ventre, exerce sur cet organe une pression qui parvient à le faire sortir de ses limites.

Quand cet accident arrive, ses ligaments, distendus par intervalle, se relâchent, perdent leur élasticité, et permettent au déplacement de s'effectuer perpendiculairement ou obliquement, suivant qu'il y est porté par le mouvement expulsif; différence que l'on reconnaît à la position de son col dans le vagin.

Bien que ce genre de maladie se rencontre très-souvent, et qu'en général les femmes y soient exposées, cependant la majorité n'en est point atteinte. Ces exceptions tiennent aux conditions inégales d'existence, à la conformation, au tempérament, à l'âge.

Mais il est certain que celles appelées à supporter plusieurs grossesses, et dont le bassin est très-ample, l'éviteront rarement, surtout si, ne tenant pas compte des avertissements, elles commettent des imprudences.

Les mêmes dangers sont à craindre à la suite d'accouchements laborieux, de fausses couches, en un mot, de tout ce qui peut affaiblir et relâcher les parties, comme les leucorrhées ou flueurs blanches, etc.

Or, les déplacements de la matrice sont provoqués par deux genres de causes : les unes prédis-

posantes, les autres déterminantes. Les premières
appartiennent à la nature de ses fonctions; les
secondes, aux rapports des parties contiguës, aux
efforts qu'elle supporte.

Il n'est point ici question des affections qui al-
tèrent son organisation, elles réclament d'autres
moyens curatifs. Ainsi les engorgements, les dégénérescences de tissu, les excoriations et les ul-
cérations de son col, demandent des traitements
spéciaux tirés de la pharmacie. En pareilles circonstances, les agents mécaniques ne peuvent être
employés, du moins qu'avec réserve, et seulement
dans l'hypothèse où cet organe et ses dépendances
n'auraient éprouvé d'autre accident que celui d'un
changement de position.

Symptômes qui accompagnent les déplacements de la matrice.

191. A moins qu'un violent effort, une chute
faite d'une certaine hauteur sur les pieds, sur les
fesses, ne déplacent précipitamment la matrice,
ses dérangements n'ont jamais lieu que par gra-
dation.

Au premier moment, ils ne font éprouver que
de légers troubles dans les fonctions digestives. La
cause n'en est pas encore rattachée à la déviation
de l'organe, malgré le sentiment vague d'inquié-

tude ressenti à cette partie, et comme il arrive souvent que la pudeur empêche de déclarer ces sensations locales, les médecins ne sont consultés que lorsqu'il y a intensité.

Il faut vraiment avoir contracté l'habitude de la souffrance, pour endurer avec autant de patience les incommodités inhérentes à l'abaissement complet de la matrice. Parvenue à ce degré, elle est tellement engagée dans le vagin, que le col en dépasse quelquefois l'entrée. A mesure qu'elle descend, les impressions, d'abord presque inaperçues, dégénèrent en douleurs intolérables, qu'il n'est plus possible de dissimuler.

Pendant le passage plus ou moins lent du premier au deuxième degré, autrement dit de la *descente* à la *chute,* les ligaments qui suspendent et maintiennent la matrice sont forcés de se prêter à la traction de l'organe, poids auquel est encore ajouté celui des viscères. C'est la résistance des attaches de ces derniers aux os du bassin, c'est leur union avec l'organe, qui causent ces tiraillements dans les aines, aux reins (région lombaire), et dans tout le contour du bas-ventre ; ce malaise dont les malades sont si vivement impressionnées, et qui souvent excitent chez elles l'émission des urines.

Ces symptômes sont ordinairement accompagnés de leucorrhée ou écoulement d'humeurs assez abondantes, de diverses consistances et diverses natures. La digestion se pervertit, la nutrition s'altère, et l'amaigrissement est la conséquence du désordre. Dans cet état, les mouvements de la marche, la station debout, le moindre effort soit pour lever ou porter le plus léger fardeau, provoquent des élancements, font éprouver une extrême anxiété; il semble même qu'un corps tend constamment à s'échapper de la cavité. La respiration est difficile, saccadée, et une prompte lassitude oblige les malades à se reposer : aussi les trouve-t-on presque toujours assises ou couchées.

On n'aurait pas l'idée de la résignation dont elles font preuve dans ces affections, si des exemples assez fréquents de précipitation de la matrice hors de la vulve, à la suite de cette inexplicable abnégation, ne venaient nous apprendre jusqu'à quel point les femmes supportent cette infirmité sans se plaindre.

J'en ai vu de bien malheureuses, obligées pour vivre de se livrer à de durs travaux, n'avoir d'autres ressources, pour soutenir l'organe entièrement sorti, qu'un linge plié en double, et retenu derrière et devant par un simple cordon.

Ces cas, il est vrai, ne se rencontrent que chez les malades qu'un sort rigoureux a placé dans la nécessité de remplir des professions laborieuses; les autres, moins exposées, ont des descentes quelquefois très-anciennes, très-avancées, mais rarement des chutes complètes.

Observations thérapeutiques.

192. A l'état sain et de vacuité, les déplacements de la matrice sont regardés comme de simples lésions physiques, dont les causes mécaniques enseignent elles-mêmes le genre de traitement que l'on doit suivre.

De même que les hernies abdominales maintenues réduites par l'action d'instruments contentifs mis en opposition de résistance avec les causes productrices, les déviations de la matrice et celles du vagin exigent l'application de pessaires en rapport avec la maladie, avec l'espace, avec le volume, à moins que des complications ne s'y opposent. Dans ces cas exceptionnels, il faut suppléer à l'absence du soutien artificiel par l'emploi combiné de substances médicamenteuses, tant internes qu'externes; garder, autant que possible, la position horizontale (couché sur le dos), éviter avec soin les contractions musculaires de l'abdomen et du diaphragme, ainsi que la constipation.

On appréciera davantage les précautions que j'impose, en pensant que la moindre excitation pourrait repousser l'organe, qui, n'étant pas retenu, à cause de son état morbide, irait s'engager dans l'excavation du petit bassin; ses ligaments, ses soutiens naturels, continuellement dis-

tendus, n'ayant plus la même forcë de réaction.
C'est donc pour disposer les muscles abdominaux
au relâchement, pour dégager la matrice et faciliter sa réduction, que le repos *absolu* est prescrit
aux malades dont la situation ne permet pas l'emploi de moyens moins assujettissants.

Mais quand aucun obstacle ne contre-indique
l'introduction du pessaire, je veux dire, quand les
obliquités sont seules à corriger, les différents degrés d'abaisement à rehausser, on ne doit pas tar-
der à le prescrire, car plus on attend, moins on
peut espérer d'amélioration.

Et comme il est probable que les malades veulent obtenir la guérison, il faut qu'elles en remplissent les conditions. Ces conditions sont for-
melles : elles consistent à conserver le pessaire
jusqu'à parfaite consolidation, obligation qui peut
durer une année, quelquefois plusieurs, selon l'ancienneté et la gravité de la maladie.

Par exemple, il ne faudrait pas qu'on se servît
des pessaires qui s'écaillent, se corrodent par les
humeurs; ils retarderaient évidemment le réta-
blissement de l'organe, si même ils ne le compro-
mettaient.

Et voici de quelle manière :

Chaque fois que l'on déplace un instrument de
ce genre, soit pour le changer ou le nettoyer, la
matrice, laissée à elle-même, retombe Ses liga-

ments suivent le mouvement, et dans ces alternatives répétées d'abandon et de rehaussement, perdent toute l'élasticité reconquise par la contention. Cette observation pratique fait comprendre combien il est important de n'employer que des pessaires inaltérables, qui favorisent, par leur séjour prolongé, la fixité de l'organe, retiennent et ramènent sans interruption les parties à leur stabilité première.

ANNEXE A L'ARTICLE PRÉCÉDENT.

193. La matrice ainsi maintenue, la malade peut aller et venir sans inquiétude. Mais comme les agents producteurs de ces sortes d'accidents résident dans l'action même de nos organes, on ne saurait être trop réservé en les mettant en mouvement; car tel bon effet que fasse le soutien artificiel, il peut fléchir sous l'impulsion d'une violente secousse.

D'après cela, il est expressément défendu de faire usage de ses forces, de lever, le corps courbé, un fardeau, de l'enlever d'une certaine hauteur les bras tendus, de s'en charger d'aucune manière, ni pour le transporter à distance, ou pour le changer de place; enfin il est recommandé de proscrire

toute espèce d'occupations qui forcent les muscles
à se tendre outre mesure.

Il est probable que l'on m'objectera la nécessité
où se trouvent le plus grand nombre des malades
d'exercer un état souvent très-fatigant. La réponse
est toute simple : pour guérir d'un mal quelconque,
le premier soin doit être d'en détruire les *causes*.
L'art peut difficilement se plier aux exigences des
situations personnelles, et malheureusement ce sont
précisément les femmes les moins heureuses sous
le rapport de la fortune qui éprouvent les plus
vives atteintes de cette maladie. Sans doute, elles
n'en méritent que plus d'égards ; mais on ne peut
se dissimuler les entraves que leur position sociale
apporte aux bienfaits du traitement.

Injections.

194. Pour rendre les intestins moins lourds, il
convient de faire évacuer les matières qu'ils contiennent par des laxatifs injectés ou pris intérieurement. C'est le moyen d'entretenir la liberté du
ventre et d'empêcher l'accumulation. Cette médication a pour résultat direct de protéger l'organe
déplacé, de donner plus de force et d'énergie à ses
ligaments.

Les fonctions digestives étant soumises à la nature des aliments, il faut choisir parmi ceux dont

les propriétés concourent au même but, c'est-à-
dire qu'ils soient relâchants et en même temps nutritifs. En conséquence, on s'abstiendra de tout ce
qui aurait une action échauffante sur les organes
gastriques. Les aliments venteux ne doivent pas non
plus être permis ; ils développent des gaz intestinaux et déterminent sur la matrice autant de pression que les matières stercorales.

Quand on porte un pessaire, on ne peut pas se
dispenser d'injecter tous les jours , et à plusieurs
reprises, les parties génitales, tantôt avec des infu-
sions, tantôt avec des décoctions et des dissolu-
tions extraites des végétaux, auxquelles il sera
ajouté des substances minérales, astringentes ou
toniques. Administrées à propos, elles deviennent
un puissant auxiliaire au mécanisme de l'instrument ; car ce corps étranger, qui devrait se borner
à rehausser la matrice, excite parfois une sécré-
tion plus ou moins abondante. C'est pourquoi on
ordonne des injections d'abord émollientes et cal-
mantes, composées de feuilles de mauve ou de
violettes. Si la douleur devient plus vive, on y
substitue la décoction de démorelle ou de guimauve, avec la tête de pavot ; quelquefois aussi la
belladone, la jusquiame ou la cigüe, selon l'intensité.

Ces dernières plantes doivent être employées
avec prudence, et c'est au médecin seul d'en régler
les doses.

Si on éprouve de la démangeaison, on la modère avec l'infusion de cerfeuil ; enfin pour donner du ton aux surfaces muqueuses devenues moins irritables sous l'influence de cette première médication, on passe aux plantes aromatiques, dont les vertus sont de nature à produire une action fortifiante, telles que l'infusion de fleurs de mélisse. En alternant, on obtiendra des améliorations successives.

Les injections faites à une basse température sont toujours plus efficaces, surtout lorsqu'elles sont exécutées dans la position horizontale (couché sur le dos), les fesses plus élevées que le tronc. Beaucoup de femmes les font assises sur un vase ; elles doivent comprendre qu'injectés de cette manière, les liquides ne séjournent pas assez de temps pour que leurs propriétés agissent sur les parois du vagin.

Après l'emploi de ces compositions, on aurait encore que préparé à recevoir d'autres agents médicinaux plus énergiques ; car il ne suffit pas d'habituer les organes à la présence du pessaire, il faut en seconder le mécanisme, en protégeant la contractilité des tissus par l'interposition de substances astringentes.

On y parvient assez généralement avec l'infusion de roses de Provins, ou bien avec la décoction de feuilles de plantin, de noyer, de racines de grande

consoude. En place de ces plantes, on peut se procurer des racines de bistorte, de l'écorce de bois
d'orme, de chêne ou de grenade. A ces substances
employées tour à tour, on fait succéder l'extrait de
saturne, la poudre d'alun, à la dose de quatre à
six grammes mis séparément en solution dans une
bouteille d'eau pure, ou, mieux encore, dans autant d'infusion de roses de Provins.

L'application de ces préparations dépendant de
circonstances que les malades ne peuvent apprécier, on ne doit pas s'y déterminer légèrement et
sans le conseil du médecin ; la prudence veut aussi
qu'elle soit suspendue dans l'intervalle des règles,
et seulement reprise après avoir fait des injections
émollientes.

En tout état de choses, le pessaire doit rester à
demeure; mais pour détacher les matières secrétées,
en corriger l'odeur et les neutraliser, il est à propos d'injecter dans le vagin, au moins deux fois
par semaine, un verre ordinaire d'eau, contenant
une cuillerée à soupe de chlorure de soude, vulgairement appelé eau de javelle. Le chlore, ayant
la propriété désinfectante, exerce en même temps
un effet salutaire sur la membrane muqueuse.

Chute du rectum.

195. La chute du rectum affecte particulièrement les vieillards et les enfants en bas âge.

Ses causes les plus communes, chez les vieillards, sont la débilité de cette portion du canal ; chez les enfants en bas âge, elle est la suite de dévoiements opiniâtres provoqués par une dentition difficile.

La maladie se manifeste au dehors du fondement : tantôt elle se présente sous la forme d'un bourrelet, tantôt elle prend la figure oblongue, et s'étend jusqu'à plusieurs centimètres.

Le premier cas est le plus fréquent ; il se fait remarquer par le relâchement de la membrane muqueuse de l'intestin.

Le second, très-rare, consiste dans l'invagination de l'intestin, qui se retourne sur lui-même, comme le ferait un doigt de gant.

Le paragraphe suivant nous en donne l'explication.

La membrane muqueuse tapisse l'intérieur du rectum ; unie à la tunique musculaire de l'intestin par un tissu cellulaire très-extensible, elle forme des plis longitudinaux qui se déploient à mesure de l'accumulation des excréments ; mais si une cause irritante y porte l'inflammation, l'obstruction qui en résulte met obstacle à la sortie des matières stercorales, et leur émission ne pouvant plus s'effectuer sans de grands efforts, elles entraînent avec elles en s'échappant la portion engorgée.

Ce déplacement, tel que je viens de le décrire, produit une espèce de hernie à la marge de l'anus ; une constipation habituelle, une grande difficulté d'uriner, peuvent y participer, ainsi que les diarrhées colliquatives et les épreintes. Dès son invasion, on le reconnaît ; il n'est pas même possible de le confondre avec les tumeurs hémorrhoïdales, qui n'occupent ordinairement qu'un côté du siége, tandis que la chute du rectum conserve la forme circulaire et laisse apercevoir distinctement à son centre l'ouverture de l'anus.

Cette maladie est sans danger au moment de son apparition ; elle n'acquiert quelque gravité qu'autant qu'on la néglige, ou s'il venait à s'y joindre des symptômes inflammatoires à un haut degré d'intensité. A l'état de simple relâchement, quoique légèrement phlogosée, l'indication se borne à la réduire.

Le taxis est alors facile à exécuter. Le malade est placé sur le bord d'un lit, les jambes pendantes ; si c'est un enfant, on le met sur le giron d'une personne, puis on enduit de cérat la partie saillante de l'intestin, qui rentre assez aisément, en la poussant avec les doigts huilés, pourvu que l'engorgement extérieur ne soit pas considérable.

Cette opération terminée, le rectum dégagé des matières qu'il peut encore contenir, et cela avec des lavements d'eau froide, on couche le malade sur le dos, les fesses élevées, en lui recommandant de ne faire aucun mouvement capable de ramener une nouvelle chute de la partie détachée, accident qu'on évite en le faisant aller à la selle étant couché; ensuite, pour resserrer la paroi relâchée, on lui fait faire des injections astringentes, composées de gros vin dans lequel on infuse des roses de Provins; la décoction de noix de galle convient également.

La chute du rectum, dans la majorité des cas, se guérit promptement et facilement, même ayant une certaine gravité; un traitement bien dirigé en triomphe presque toujours.

Cependant, lorsqu'elle est due à la paralysie des muscles de l'anus ou à d'autres maladies de ce genre attachées à la vieillesse, on ne peut y opposer qu'un moyen mécanique assez connu pour que je puisse me dispenser d'en faire ici la description.

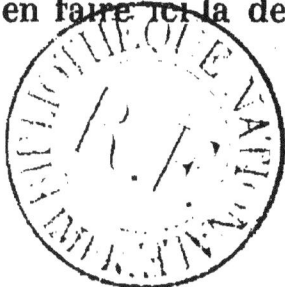

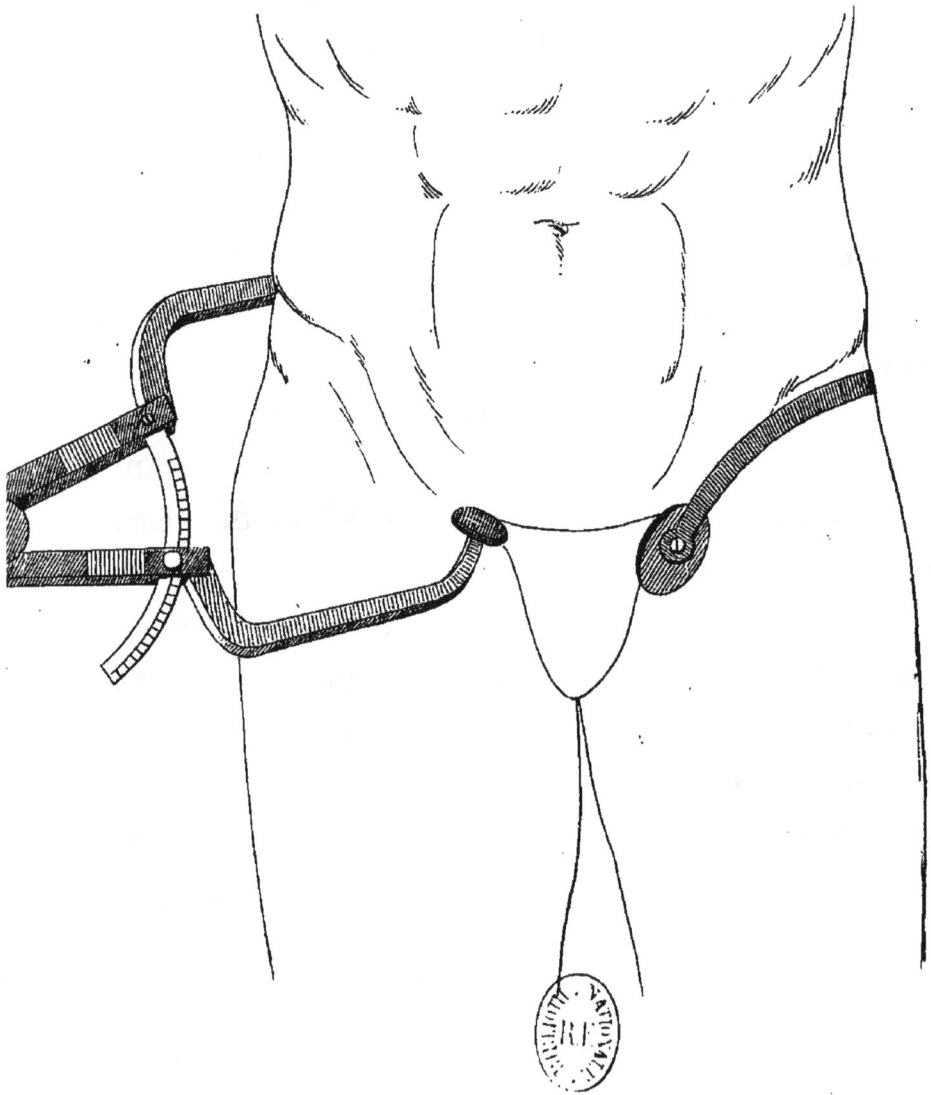

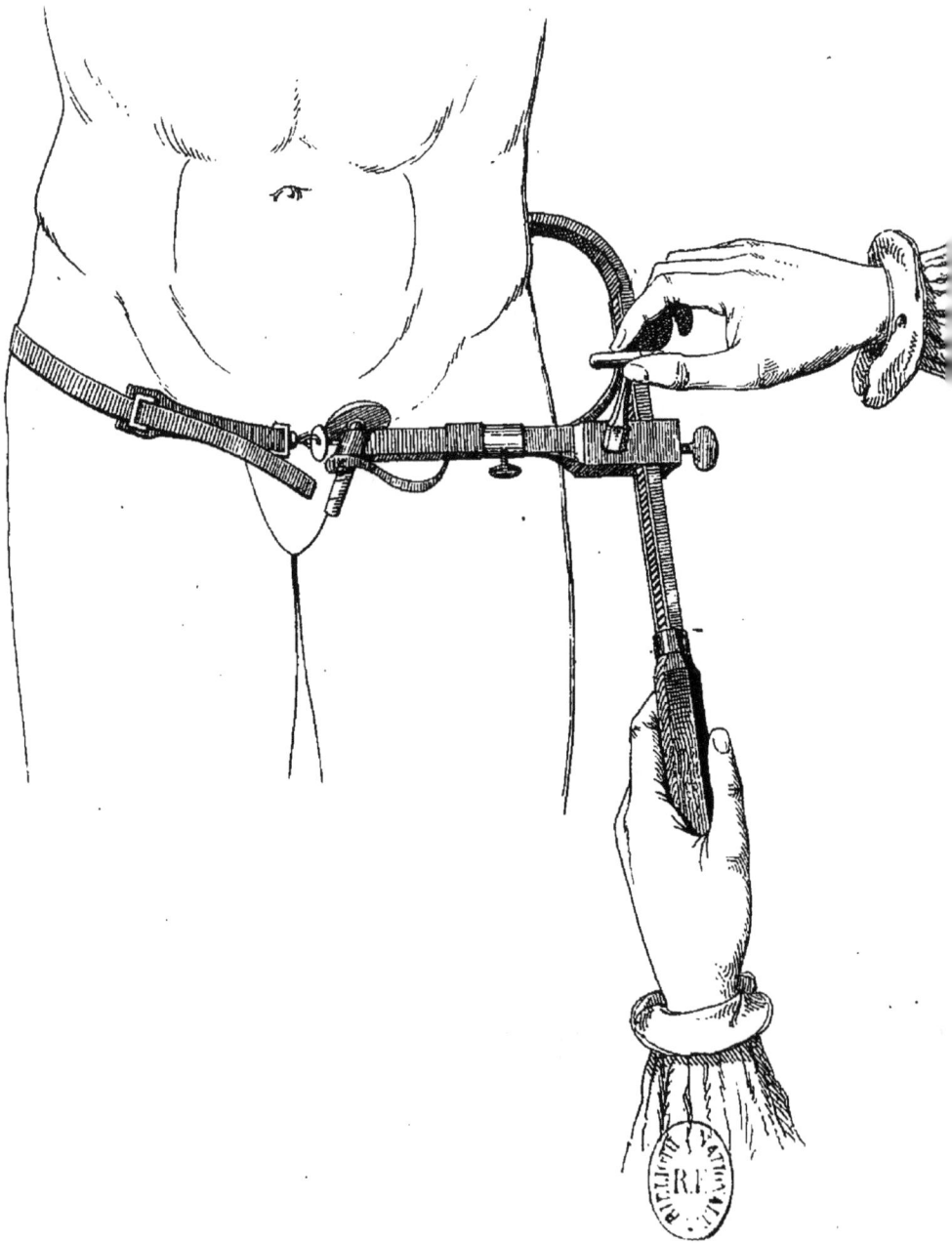

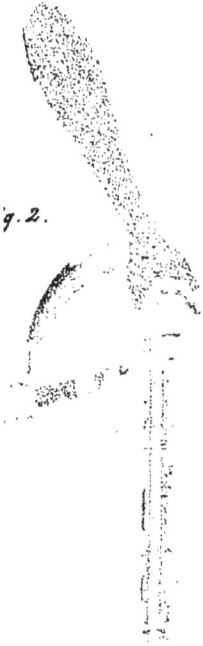

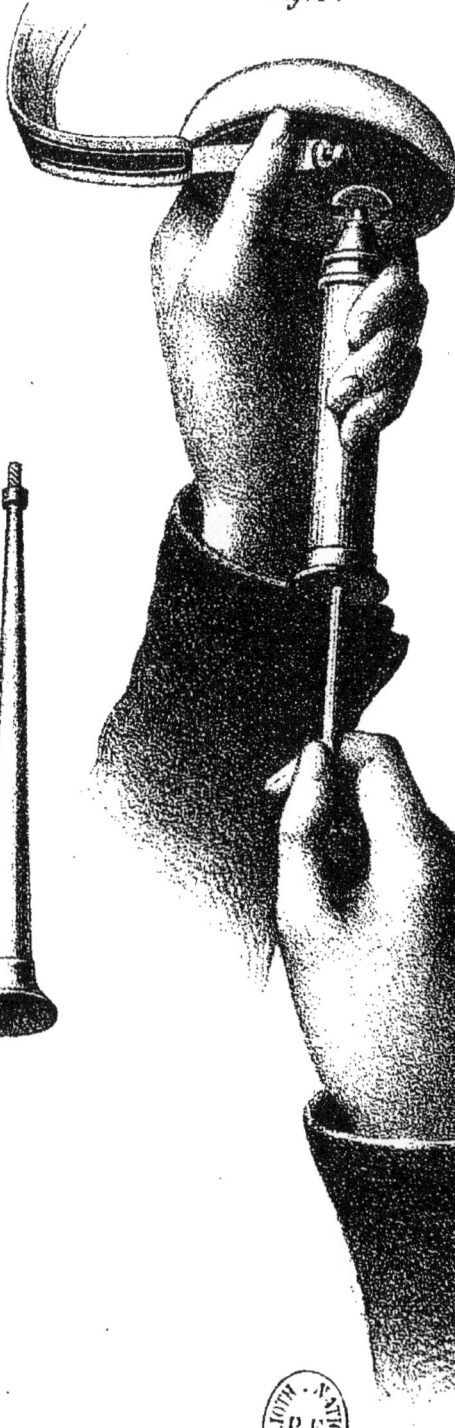

Fig. 1.

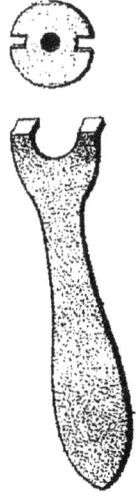

Fig. 3.

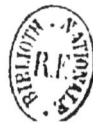

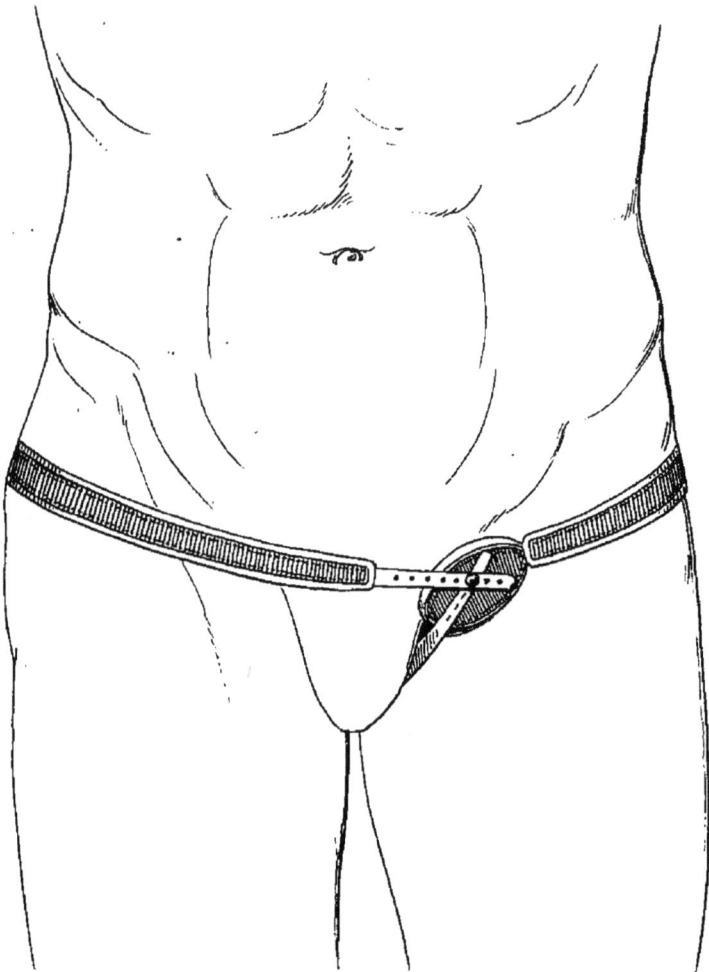

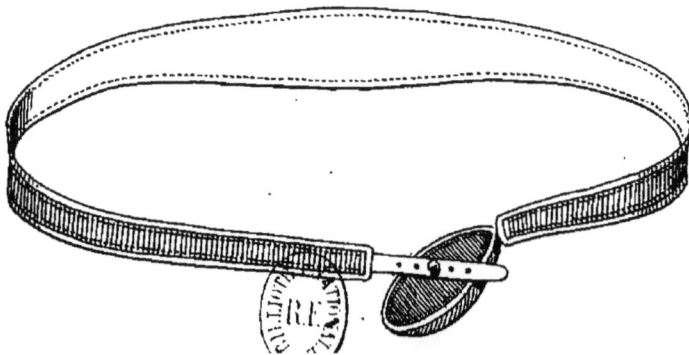

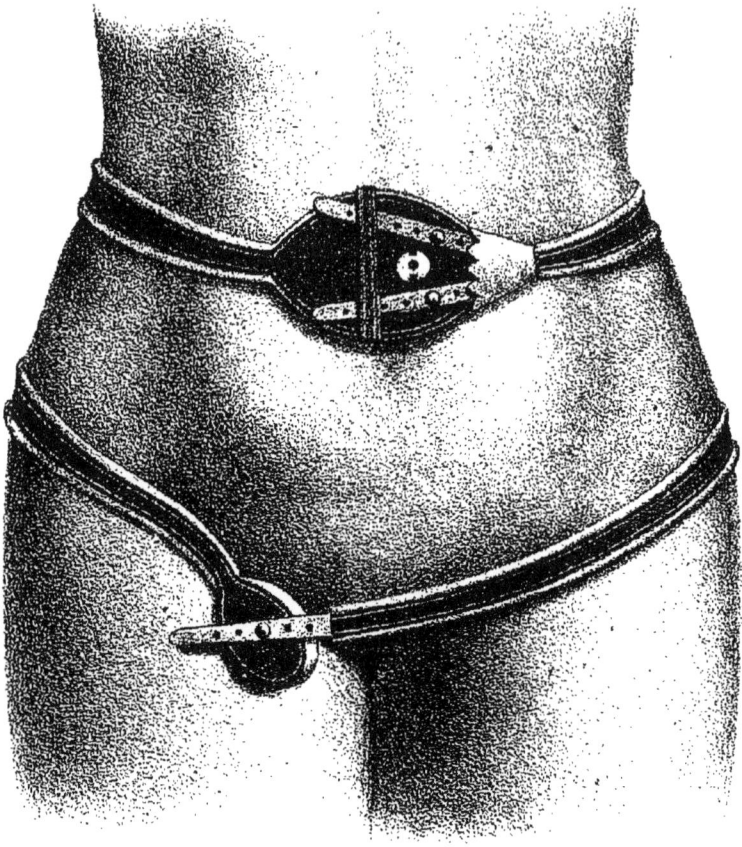

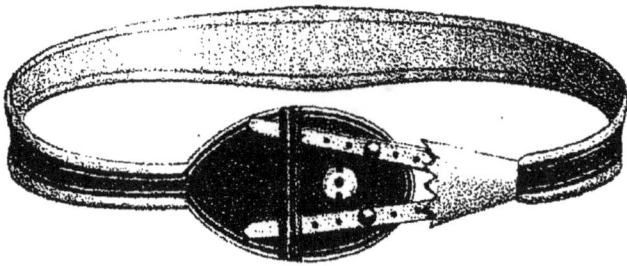

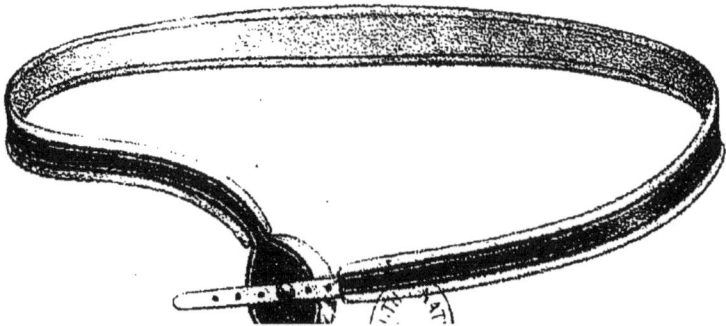

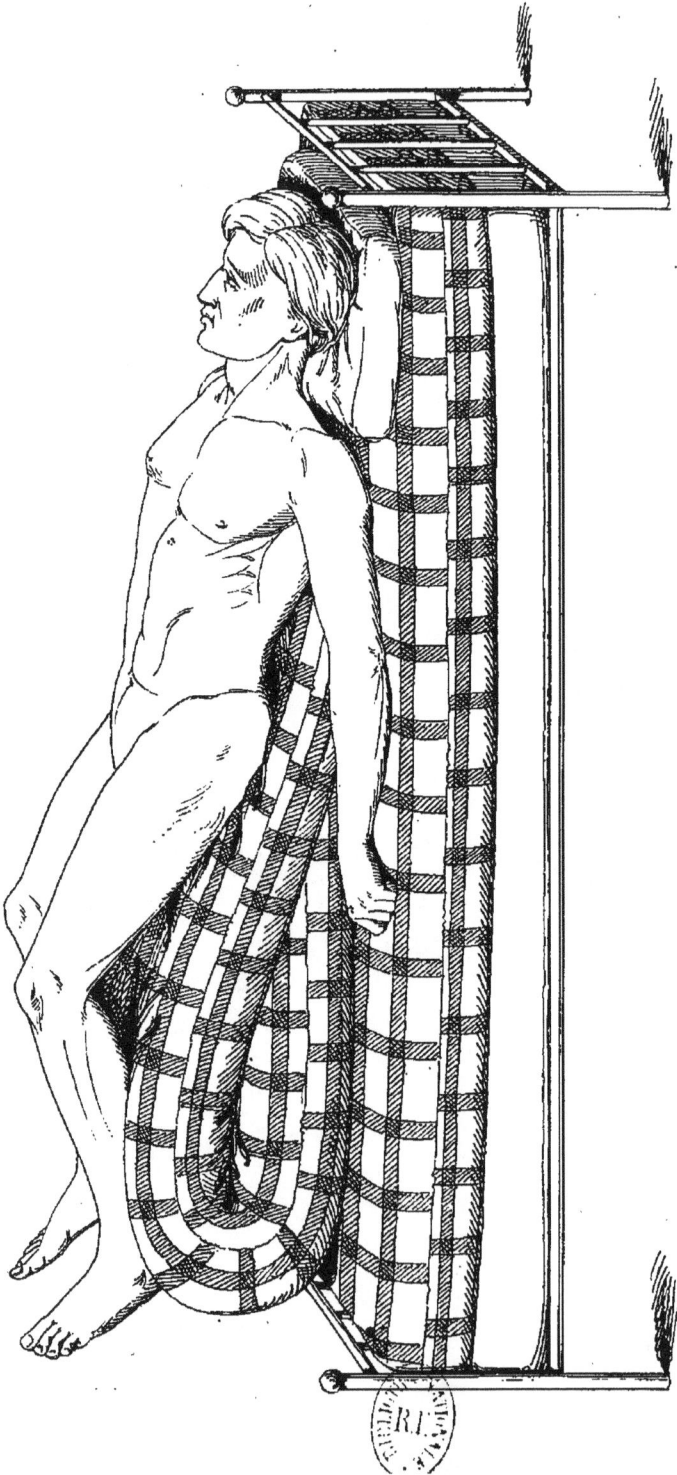

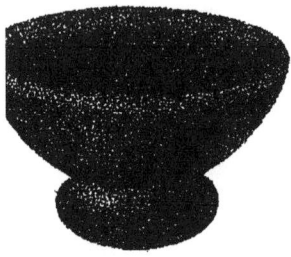

Fig. 1.

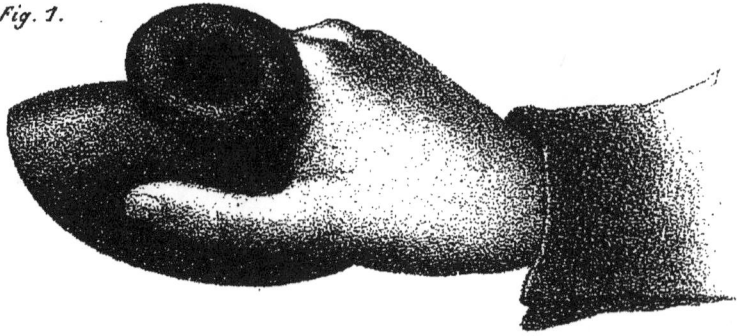

Fig. 2.

Fig. 3.

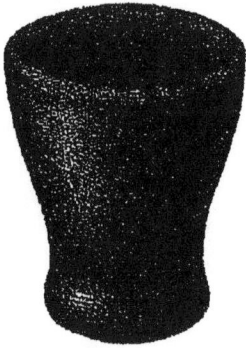

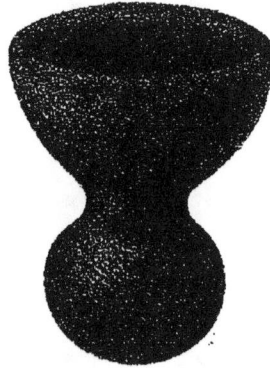

Fig. 4.

Fig. 5.

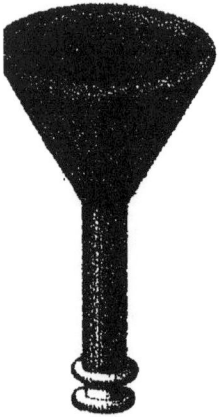

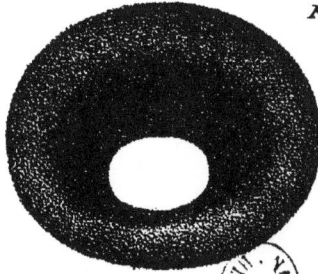

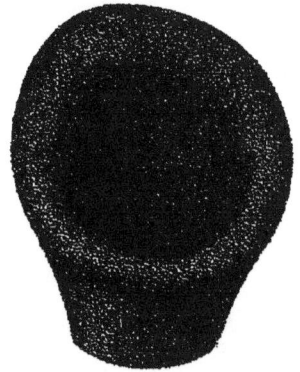

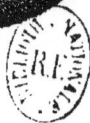

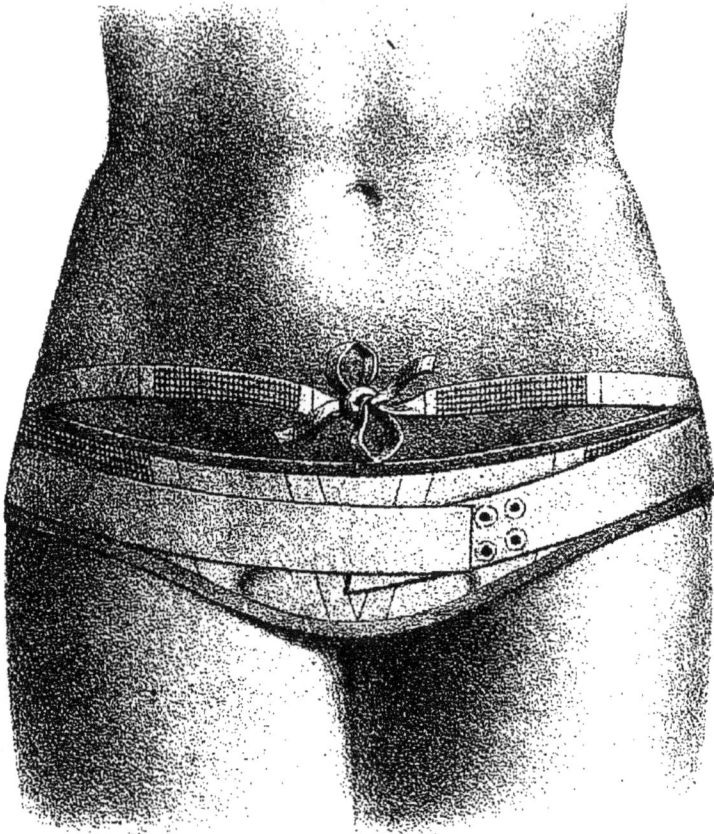

Fig. 1.

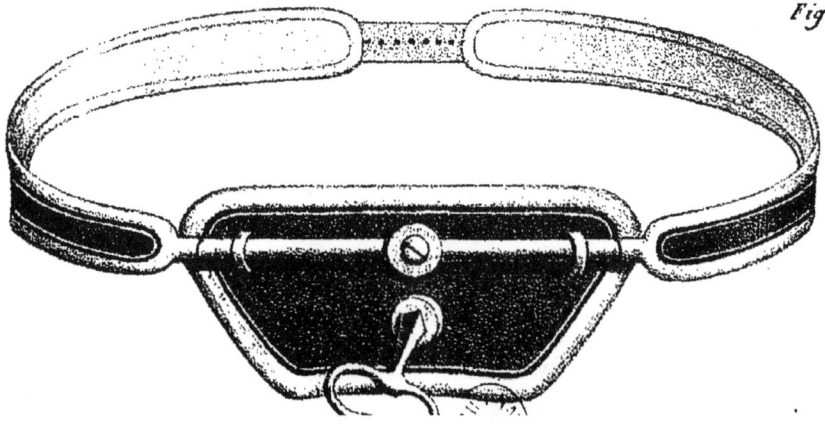

Fig. 2.

www.ingramcontent.com/pod-product-compliance
Lightning Source LLC
Chambersburg PA
CBHW060352200326
41519CB00011BA/2116